岩 波 文 庫

33-950-1

コレラの感染様式について

岩 波 書 店

John Snow, M. D.

ON THE MODE OF COMMUNICATION OF CHOLERA

Second Edition

1855

凡例

一、本書は、

John Snow, M.D., *On the Mode of Communication of Cholera*, second edition, John Churchill, London, 1855.(原書第二版)

の全訳である。

一、原注は当該箇所に＊を付し、その段落が終わった後に訳出した。

一、原書の文献注は本文の参照箇所に組み込んで訳出した。

一、本文中、〔 〕で括った箇所は訳者による補足である。

一、本文中、†を付して訳者注を施した箇所がある。

一、原書には目次はあるが、本文に章・節・小見出し等の区分はない。本訳書では読みやすさを考え、原書の目次を参考に本文に小見出しを付け、新たな目次とした。

第二版へのまえがき

一八四九年八月に出版された本書の第一版は、ほんの薄い小冊子に過ぎなかった。以来、私は同じ主題でさまざまな論文を書き、それらは医学会で読まれ、医学雑誌に掲載されてきた。この版には、それらすべての論文の内容に加え、私自身の最近の研究から得られた多くの新しい知見が含まれている。その大部分は、私が最近行った調査から得られたものである。

私はこの機会に、これらの調査を行うための便宜を図ってくれた登録官に感謝の意を表したい。

コレラの原因を究明しようとしてきた私のこれまでの努力に与えられたのと同様に、私の現在の研究も医学専門家から親切なる配慮を受けるだろうと確信している。

ピカデリー、サックヴィル・ストリートにて

一八五四年一二月一一日

目次

コレラの感染様式について

コレラの記録

アジア的コレラの歴史を一七六九年以前にさかのぼることはできない。それ以前、インドの大部分はまだヨーロッパの医学者には知られていなかった。コレラの歴史がそれ以前の古い時代にまで及ばないのはこのためだ。マドラス〔インド南部の都市。現チェンナイ〕でコレラが流行した一七六九年から一七九〇年までの間に、インド亜大陸で何千人もの人がコレラで亡くなったことは、スコット氏(『コレラ流行に関する報告書』一八二四年、五頁)が引用したさまざまな記録によっても明らかだ。一方、その後から一八一四年までの間、この病気についての記述は消える。もちろん、ヨーロッパ人に知られることなくアジアの多くの地域に存在していたかもしれないのだが……。

一八一四年六月、ジャルナからトリチノポリ〔インド南部の都市。現ティルチラーパッリ〕へ行軍中の第九連隊第一大隊でコレラが猛威を振るった。一方、まったく同じ状況にあった同行の別の大隊では、一例を除いてコレラの発生は見られなかった。出来事に立ち合ったクルックシャンク氏は、それについての報告書を作成した。報告書についてては後述する。

一八一七年、ガンジス川デルタ地帯で毒性の強いコレラが流行した。その地域で活動している医師らにとって、それは初めて見る症状だった。ゆえに、彼らはそれが新しい病気であると考えた。このときの流行では、コレラはこれまでに流行が見られなかった地域にまで広がりはじめた。七年間に、東は中国からフィリピン諸島、南はモーリシャスからブルボン島〔現レユニオン島〕、北西はペルシャからトルコにまで達した。コレラがヨーロッパに持ち込まれた後のわが国〔英国〕への侵入は、他の地域への流行拡大より一層強い不安をもって見守られた。長い時間をかけてコレラは世界のさまざまな場所で流行した。ある場所では壊滅的な被害をもたらし、他の場所ではほとんど影響を与えることなく通過していった。そうしたことの説明に、場所の自然や人々の習慣についての記述(残念ながら私にはそれができない)がなければ、流行の状況からだけでは、コレラについて何らかの知見を得ることはできないだろう。

コレラの流行には一定の環境条件のようなものがあり、それは一般的な方法で記述することができる。流行は人の交流とともに進行するが、人よりも速く移動することはなく、一般的には人の移動よりはるかにゆっくりと進む。流行を初めて経験する島や大陸にコレラが及んだ場合、コレラは必ず最初、海港に出現する。非コレラ流行国からコレラ流行国に向かう船員がコレラに罹患することはない。あるとすれば、それは入港後か、あるいは沿岸の人々との交流後に限られる。

個々の感染例は、それらが積み重なり無数の例となることによって、説得力をもってコレラの伝播様式を示す。〔その意味で、〕次に示すような例は、あらゆる誤謬からわれわれを自由にする。

ロンドンでのコレラ発生

最近、私はストリーサム〔ロンドン中心部から南、サウス・ロンドンの地区〕のニュー・レーガム・ロードに住む、コレラによって死亡した労働者の妻ゴア夫人の調査を思い起こした。チェルシー〔テムズ川北岸の住宅地〕に住み込みで働いていた故人の息子は、腸の不調を訴えて帰宅した一、二日後の〔一八五三年〕八月一八日に亡くなった。看病していた母親は翌日に病気を発症し、そのさらに翌日の八月二〇日に亡くなった。八月二六日までの間に、その場所から二、三マイル〔三～五キロメートル〕以内の大都市圏内で、コレラによる死亡は記録されていない。死亡記録が残る最も近い場所は、ブリクストン、ノーウッド〔どちらもストリーサムに隣接する地区〕、あるいはローワー・トゥーティングだった。

ロンドンにおけるアジア的コレラの最初の死亡は一八四八年秋に起こった。患者は、ジョン・ハーノルドという船乗りで、病気が流行していたハンブルクからエルベ号という名の蒸気船で到着したばかりだった。船を降りたハーノルドは、ホースリーダウン〔現在のサザーク付近にあった地区〕のゲインズフォード・ストリート、ニュー・レーン八番地に宿泊していたが、九月二二日、コレラを発症し数時間後に死亡した。当時、保健委員会を代表してコレラの初期症例を調査したパークス博士は、これを〔ロンドンにおける〕最初の疑いないコレラ症例であると考えた。

ロンドンでの次のコレラ発生は、上記の患者〔ジョン・ハーノルド氏〕が死亡したその部屋で起きた。部屋に宿泊したブレンキンソップという男が九月三〇日にコレラに罹患した。ジョン・ハーノルド氏を診察したホースリーダウンのソーントン・ストリートのラッセル氏が男性を診察した。ラッセル氏によれば、ブレンキンソップは、米のとぎ汁様の下痢とコレラ特有の症状のうち完全な尿閉が土曜日から火曜日の朝まで見られ、その後も発熱がつづいたという。ラッセル氏は一八三二年に、多数のコレラ患者を診ていた。その上で、これは本物のコレラであると考えた。

シンプソン博士による記録

以下の例は、ヨーク〔イングランド北東部の都市〕のシンプソン博士の興味深い著作『アジア的コレラに関する観察』から引用したものである。

「一連の流行の最初の症例は、ヨークの北西六マイル〔約一〇キロメートル〕に位置する健やかな農村ムーア・モンクトンで発生したが、最初の症例が発生した時点で、近隣三〇マイル〔約五〇キロメートル〕以内にそれ以外のコレラ患者は見られなかった。

「ジョン・バーンズ（三九歳、農夫）が重度の体調不良に陥ったのは、一八三二年一二月二八日だった。彼は、二日前から下痢と痙攣に悩まされていて、その日、レッドハウスの外科医ジョージ・ホップス氏の診察を受けた。患者が昏睡していたので、ホップス医師は、バーンズの兄弟であるヨーク在住のJ・ホップス氏に事情を尋ねた。経験豊富なホップス医師は、すぐにこれがアジア的コレラであると考え、病気の感染源に関して精力的な調査を行った。しかし、その努力の甲斐なく、感染源を特定することはできなかった。ホップス医師が翌日にバーンズを再訪したときには、彼は亡くなっていた。前日にバーンズのもとを訪れた彼の妻やマシュー・メトカーフ、ベンジャミン・マスクロフトらの三人は、いずれも病気に苦しんだが回復した。患者と接触したジョン・フォスターやアン・ダン、さらに寡婦のクリーク氏らは、全員、病気の前兆である不快な気分に襲われたが、それ以上症状が進展することはなかった。この病気がいつ発生したのか、その時期を探ろうと医師らが躍起になっている間に、謎は一気に、そして最も予期せぬことに、故ジョン・バーンズ氏の息子が村に到着したことで解明された。息子は、リーズ〔イングランド北中部の都市〕に住む靴職人の叔父の見習いだった。息子は医師に、叔父の妻(父の妹)が二週間前にコレラで死亡したこと、叔父夫婦には子どもがいないため、彼女が着ていた衣類が運送業者によってモンクトンに送られたことを伝えた。衣服は洗濯されておらず、夕方にその箱を開けたバーンズ氏は翌日、病に倒れた。

「バーンズ夫人が病気の間、ムーア・モンクトンから五マイル〔八キロメートル〕離れたトックウィズ村に住んでいた彼女の母親は、夫人を看病するように頼まれた。母親はモンクトンへ行き、娘と二日間を過ごし、娘の下着を洗った。母親はその後、元気な様子で村へ帰って行ったが、歩いて帰宅中に病気を発症し、路上で倒れた。母親は自宅の小屋に運ばれ、寝たきりの夫のそばに横たえられた。夫と、さらに二人と一緒に暮らしていた娘が病気に倒れた。三人はすべて亡くなった。トックウィズ村で起きたコレラは他にも一例あったが、それは致命的なものではなかった。(同書一三六頁)

「コレラが蔓延していたハル〔イングランド北東部の港湾都市〕から、本業が絵描きの男がやってきた。名前も年齢も不詳だったが、男はポックリントンのサミュエル・ライド・ハウスに宿泊した。九月八日に到着した時点で男は病気を発症しており、九日に死亡した。宿の主のサミュエル・ライド自身は九月一一日に発症し、その後まもなく死亡している。これが最初の事件のあらましである。

「次は、ライド・ハウスにいたニーショーという人物の話だ。これはレイコック博士が情報を提供してくれた一連の出来事の一つであり、彼は親切にもその日付と事実を確認してくれたので、これらの出来事については彼自身の言葉で書き記すのが最善だと思う。

『親愛なるシンプソン博士

ニーショー夫人は〔一八三二年〕九月九日〔月〕〔日〕曜日〕に、息子ウィリアムは一〇日〔火〕〔月〕曜日〕にコレラを発症しました。息子は一五日〔土曜日〕に亡くなりましたが、夫人は三週間生存しました。二人はポックリントンに住んでいました。九月一六日〔月〕〔日〕曜日〕に、フリント夫妻とジャイルズ・ニーショー夫妻および二人の子どもたちが、ニーショー夫人を見舞いにポックリントンへ行きました。フリント夫人は彼女の娘だったのです。彼らは全員、一六日に帰宅しましたが、M・G・ニーショー氏は九月二四日までポックリントンに滞在し、その後ヨークに戻りました。M・G・ニーショー氏は、同日〔二四日〕午後三時にコレラを発症し、九月二五日〔火曜日〕の朝三時に死亡しました。〔しばらくの間、ヨークにはコレラ患者はいませんでした。〕九月二七日〔木曜日〕、フリント夫人がコレラを発症しましたが、回復しました。九月二九日〔土曜日〕には、妹のステッド夫人がポックリントンからヨークに看病に来ていましたが、一〇月一日〔月曜日〕に発病し、一〇月六日に死亡しました。

『ヨークのメイヨールズ・ウォーク・ストリート一〇番地のハードカスル夫人は、一〇月三日にコレラを発症し同日死亡しました。彼女と同居していたアガー嬢は、一〇月七日にコレラで亡くなりました。二人の死後、ハルから家の世話をするために来ていたロビンソン嬢がコレラを発症し、一〇月一一日に亡くなりました。ヨーク州ストーンゲートのC・アガー氏は、一〇月三日にハードカスル夫人を見舞いに行きましたが、翌日発症し、一〇月六日の早朝に亡くなっています。一〇月八日(月曜日)には、C・アガー氏の母であるアガー夫人と使用人の一人がコレラを発症しましたが、両者とも回復しました。二人は、アガー氏と同居していました。上記の日付と事実は私が確認したものです。

シンプソン博士、あなたの親愛なる

T・レイコック

レンダル、一二月一日、一八四九年』」

シンプソン博士が書き記したものには、上記同様、コレラ感染が明らかな他の例も記載されている。

ブライソン博士の報告

コレラの伝播については、ブライソン博士のパンフレット(『コレラの増殖と感染源に関して』一八五一年)に、他の同様の症例記載とともに、次のような記述がある。

「フレーザーバラ(スコットランド東部の港町)のグリーン氏は、スコットランドの二つの村にコレラが持ち込まれたことについて、次のように述べている。「ケアンブール所属とインヴェラロッキー所属(どちらもスコットランド北東部にあった村)の二隻の船がモントローズで出合った。船の乗組員は、そのときコレラが流行していたことを知っていながら、一団となって町を練り歩いたという。帰路、ガードンに入港しなくてはならなかったが、そこでケアンブール所属の船に乗っていた一人の男性が、一四時間以内にコレラ症状を示した後で、(一八四八年か)九月二二日に死亡した。二隻の乗組員は、同時に重度の下痢に襲われ、そのうち三人は帰宅時にも回復してはいなかった。村々で最初の患者が発生するまでは、確かに、そうだった。

「インヴェラロッキーで一例目の患者は、船が入港した三、四日後の九月二八日に確認された。ある乗組員の父親(父親も後に患者となったが)は、他の家族の者とともに貨物の搬出作業に従事していた。この家庭では、九月三〇日と一〇月一日に、それぞれ一人がコレラを発症している。

「ケアンブールでは、最初の患者が九月二九日と三〇日に発生した。二人とも村の船の(貝類の)荷揚げ作業に従事していた。一〇月三日まで、それ以外の患者は見られなかった。つまり、九月二八日から一〇月三日までの間は、二つの村で患者の発生はなかったことになる。しかし、来船した人、あるいは乗組員の場合はそうではなかった。

「患者は主に、最初の患者の親戚だった。順序は、次のようだった。インヴェラロッキーでの最初の患者は父親だった。次が妻で、三人目が両親と暮らす娘、四人目は結婚して別の場所に住んでいる娘だった。その娘は、両親が発症した際に看病をしていた。五人目の患者は四人目の娘の夫で、六人目はその夫の母親だった。同時に他の患者も発生していたが、それがここまでに書いた人たちからの感染か否かは明らかではない。一人はある家の父親で、別の一人はその息子で、父親が発症した翌日に発症した。そして娘が、その次の日に発症した。」

バリー博士の報告

コレラ感染の次の例は、バリー博士(ウィリアム・バリー。一八一四―一八六一。イギリスの医師)による『コレラ流行に関する英国内科医師会への報告』(一八五四年)を参照したものである。

「ストックポート(報告者 レイナー博士とJ・レイナー氏)

サラ・ディクソンは(一八四八年か)九月一日に、コレラで亡くなった妹を埋葬するためにリヴァプールへ行き、九月三日にストックポート(現在、グレーター・マンチェスターにある町で、マンチェスター中心部から南東の高台にある)に戻った後、九月四日にコレラを発症した。母親はサラを、四分の一マイル(四〇〇メートル)離れた家に連れて帰った。サラは、そこで意識不明となったが回復した。一方、母親は一一日に発症し死亡した。弟のジェームズ・ディクソンは、ハイ・ウォーターから母親を見舞いに来て、一四日にコレラに倒れた。

「リヴァプール（報告者　ヘンリー・テイラー氏）

ある看護婦は、グレートハワード・ストリート（町の低地）で患者を看病した後、帰宅途中にエヴァートン（町の高台）近くで突然コレラを発症し死亡した。彼女を看病した看護婦も発症し死亡している。近隣でそれ以前にコレラを発症したという報告はない。また、その後二週間でコレラを発症した者もいなかった。

「ヘドン（報告者　サンドウィッズ博士）

N夫人がハンバー川〔イングランド北東部の河川〕河口近くのポール村から二マイル離れたヘドン〔イングランド北東部キングストン・アポン・ハル近く〕へ、コレラに罹ったきょうだいを看病するためにやってきた。きょうだいが亡くなった翌日、彼女はヘドンに住むB夫人を見舞いに行った。その後二日も経たないうちに、今度は彼女自身がコレラを発症し、下宿へと移った。下宿屋の息子が、翌日にコレラを発症して死亡した。N夫人の息子は、彼女をポールへ連れ帰ったが、二日後にコレラを発症して死亡した。」

コレラについて発表された医学雑誌や著作物を調べれば、ここに述べたような症例を引用して大著をものすることも難しくはない。しかし、コレラが患者から健康な人に伝播することを示すだけであれば、以上の例で十分だろう。というのも、こうした症例の一割でさえ、因果関係が存在しない偶然の一致だとは考えにくいからだ。

コレラの伝播様式

コレラが人から人へ伝播するという事実に加えて、それ以外のこともある。第一に、患者と同じ部屋にいること、あるいは看病することが必ずしも、毒素に曝露するのを意味しないということ。第二に、毒素は遠くにまで伝播するかもしれないので、コレラ患者の近くにいることは発症に必須ではないということ。かつてはコレラが伝播するとすれば、それは患者から周囲の空気中に何かが排出され、それを別な人が肺に吸い込むことで広がると考えられていた。しかし、この信念のようなものは病気に関して間違った見解をもたらした。第一に、そうであれば、私たちには病気の伝播を抑制する方法はない。というのも、それは私たちが知っている伝染病とは異なる伝播様式だからだ。かゆみや他の皮膚病はある経路で伝播し、梅毒は別の経路で伝播する。腸管寄生虫は、それらとはまた異なる第三の方法で伝播している。

コレラの症状

コレラの病理を考察することで、病気の伝播様式を知ることができる。コレラが、熱病やその他の体質的要因によって引き起こされるのであれば、毒素がどのように体内に入るか——消化管からか、肺からか、あるいは他の経路からか——について、私たちにはそれを知る手がかりはない。そうした点は病理以外によって決定されるべきであろう。しかし、私自身による観察と他の人の記述によれば、コレラは必ず消化管への影響から始まるということを教えてくれる。この病気は多くの場合、病気であるという感覚の欠如のために、病状が進行するまで、患者自身が自らの危険を考えたり、助言を求めたりすることはない。実際には、消化管からの排出が起こる前に、めまいや失神、陰鬱な気持ちといった症状が少数ながら見られる。こうした症状が、その後大量に排出される粘膜からの滲出物に原因があることは疑いない。これは、消化管に出血がある場合にのみ見られる。また、失血が引き起こす症状は、出血前に見られる。「乾性コレラ〔下痢が見られないタイプのコレラ〕」と呼ばれる稀な例では、死後剖検をすれば、腸内はこの病気に特有の排泄物で満たされている。私が調べたすべてのコレラ症例では、消化管からの体液喪失は、虚脱を十分に説明するものであった。

消化管症状につづく症状は虚脱であり、事実、この症状は必ず現れる。コレラ患者の血液分析の結果は、水溶性の体液が胃に流れ込むが、腸による吸収はそれを代償しないというものだった。一八三一年から三二年にかけてコレラが流行したとき、オシヨーネシー博士らは血液分析を実施した。その結果、血液中の水分量が固形成分と比較して減少していること、血中塩分量も減少していることがわかった。一八四九年春に行われたギャロッド博士とパークス博士の分析は、より大掛かりで正確なものだった(『ロンドン医学雑誌』一八四九年五月を参照せよ)。健康人の血液中水分量は、平均で一〇〇〇分の七八五である。一方、両博士が行った分析の平均値では、血液中の固形成分量は、健康人平均の一〇〇〇分の二一五に対して、コレラ患者では二六七へと増加していた。つまり、水分量はわずか一〇〇〇分の七三三だったことになる。小球体〔グロブリン〕とアルブミンや他の有機体を合計すると、健康人では通常、血液の一〇〇〇分の二〇八を占めるが、コレラ患者の血液でのそれは一〇〇〇分の二五六にも上った。また血液の塩分濃度は、水分の大量喪失のために増加していた。しかしそれは、他の固形成分との比較、あるいは健康人との比較でみると、絶対量としては減少している。ギャロッド博士は、化学分析をすれば、血液がコレラ患者のものか否かがわかると言った。

血液の変化

コレラ患者の便や吐瀉物は、少量の塩分を含有する血液とごく少量のアルブミンを含む水からなる。血液の変化は、消化管からの〔体液〕喪失が原因で、事実、それ以外の要因でそうした変化が引き起こされる可能性はない。病状が進行した時点で見られる発汗は、わずかだが血液の濃度を高めさせる。しかし、発汗は血液循環が滞った結果であり、血液（の構成）が変化した後に起こる。失血や重度の外傷、静脈切開による失神などから起こる発汗も同様である。

ドロッとしたタール様の血液が水分喪失によることは、コレラ患者の静脈を切開した人にはよく知られている。血液量の減少は、衰弱や失神、冷感といった、さまざまな失血症状を引き起こす原因でもある。こうした症状は、濃厚で粘り気の強くなった血液が肺の毛細血管を通過するのを妨げ、その結果、糸のように細い脈拍に示されるように、動脈内の内容物が最小限にまで減少することで増強される。血液の流動性不足による肺循環障害は呼吸の欠乏感(息苦しさ)の原因となるが、それは死後まで残る肺動脈や右心室の拡張から証拠づけられる。各種臓器に対する血液供給の不足と毛細血管の閉塞は、腎臓や胆嚢からの分泌抑制の原因となる。痙攣の主な原因は反射的なもので、おそらく腸の膨張による刺激が原因だろう。

こうしたコレラの症状は、消化管に関連するものを除き、すべて血液の物理的変化によるものであって、体内を循環する毒素によるものではない。それは、虚脱時に静脈に薄い食塩水を投与した効果を見ればわかる。縮んでいた皮膚が膨らみ、冷たさや青みが消え、表情も自然なものになり、患者は体を起こすことができるようになる。一時的に患者は元気になったように見える。もし症状が、血液中に循環している毒素や、心臓の働きの低下によって起こされているのであれば、少量の炭酸塩を溶かした温水を注入しただけで症状が改善することはない。

コレラによる虚脱は単なる下痢と嘔吐の結果ではないとしばしば言われてきた。というのも、急速で悪性の症例では、軽度で長引く症例や回復した症例に比較して、便や嘔吐の量が少ないからだ。最も急速で悪性の症例では、消化管から十分量の水溶性の体液が失われ、血液がこの病気に特有な粘り気の強い状態に変化する。一方、長引く症例でより多くの下痢が見られるという事実は、胃や腸からの吸収が完全には停止していないこと、すなわち、患者が飲んだ液体で便が希釈されていることを示すにすぎない。完全発症のコレラのいずれの症例においても、体液の喪失は、寒気の原因である血液の濃縮を引き起こすのに十分で、症例の悪性度は主に、吸収機能が損なわれる程度に依存している。

すべてのコレラ症例において、その初期から吸収機能が完全に損なわれているならば、消化管からの排出量が致死的な出血量と同じになることはないだろう。というのも、残った粘り気の強い血液は、等量の健康な血液と同じようには生命を維持できないからだ。実際、すでに述べた分析手法とコレラ患者の便を用いた他の方法を使えば、血液から分離された体液の量を計算することは難しくない。パークス博士(『ロンドン医学雑誌』前掲)による便の分析では、平均的な組成で一〇〇〇のうち九八二・四が水分で、一七・六が固形成分だった。したがって問題は単に、一〇〇〇のうち水分が七

八五、固形成分が二一五で組成される血液を、水分が七三三、固形成分が二六七で組成される血液に変えるためには、体液はどれだけ失われる必要があるか、ということになる。答えは、血液を一〇〇〇とした場合、そのうちの二〇八・五〔一九四か〕が失われる必要があるということになる。M・バレンティンは、成人の平均的な血液量を三〇ポンド〔一三・六キログラム〕と推定し、健康な成人の血液をコレラの虚脱状態にするため必要な、胃と腸に排出される体液の量は、平均して一〇〇オンス〔二・八キログラム〕、すなわち五イギリス・パイント〔二・八リットル〕であると結論づけている。この計算は、注射で水分を投与する際に、超えるべきでない液体量を示すものとしても有用である。

コレラ毒素

人から人へと伝わる病気は、病人から健康人へと伝わる何らかの物質によって引き起こされる。それは、攻撃された人の体内で増殖する。梅毒や天然痘、牛痘では、そうした物質が体内で増加しているという物理的な証拠がある。また他の伝染性疾患でも、こうした物質増加の証拠は決定的である。コレラは消化管の病変から始まり、初期段階では血液は毒素の影響を受けない。* したがって、コレラを引き起こす病的物質がまず消化管に入っていかなくてはならない。さらに言えば、そうした物質を人が故意に摂取することはない。それは偶然に飲み込まれたものであり、病的な物質(つまりコレラ毒素)の増加は胃腸内部で起こる。コレラ毒素は、十分量存在するとき、胃や腸の表面において刺激物として作用する。あるいは、さらに可能性が高いこととして、毛細血管内の血液から水分を抜き取ってしまう。これは、健康な人が体内のさまざまな器官の上皮細胞から分泌物を引き出すのと同様の力で起こる。コレラ毒素は、それ自身複製する能力を有している。それには必然的に、ある種の構造を必要とする。最も可能性が高いのは細胞である。天然痘や硬性下疳《げかん》〔梅毒の初期症状〕を引き起こす物質が、物理的性状ではなく、その効果によってのみ認識できることからすれば、コレラ毒素は顕微鏡で確認できないという見解に異論はない。

＊いわゆる二次性発熱で、腎臓からの分泌が抑制された結果としての毒素血症が原因である。

コレラの潜伏期間

毒素が体内に入った時間とそれによって病気が引き起こされるまでの時間を、潜伏期間と呼ぶ。それは実際には、毒素の増殖時間に相当する。病気は、最初に体内に入った少量の毒素に由来する生成物か、あるいはその子孫によって引き起こされる。コレラの場合、潜伏期間、言い換えると増殖期間は、その他の伝染性の病気と比較して短い。先に述べた症例から、それは二四時間から四八時間と推定される。コレラが時に他の病気では見られない速さで広がる原因は、潜伏期間の短さと排泄物中の病的な毒素の量に負うところが大きい。

コレラがたとえ血液の病気であったとしても、ペストや腸チフス、黄熱病、あるいは血液が侵される病気と同じような様式で伝播する病気であることを示す、数多くの証拠がある。ここで説明したコレラの伝播様式は、病気の病理とは無関係に証明できる。それに足る十分な証拠もあるが、伝播様式が最初に説明されたのは病理学的考察からだった。ここで述べている見解が正しいとすれば、ヨーロッパでコレラが流行する二〇年も前から、私たちはコレラについて古来の伝染病のどれよりも正しい知識をもっていたことになる。その知識は、何世紀にもわたってこの地に存在してきた多くの病気の伝播様式に、光を当てることを約束するものである。

食事を通じての感染

コレラ患者からの微量の吐瀉物を飲み込んで発症した症例は、この病気の蔓延を十分に説明する。調査によれば、この伝播様式が病気の流行に最も大きな役割を果たしていることは明らかだ。伝播様式に関しては依然として不明の部分は残るが、それが習慣や水不足によるものだとしても、個人の清潔さの欠如ほどコレラの流行をもたらすものはない。コレラ患者の排泄物でシーツや枕カバーは常に濡れた状態である。また、それらは濡れていたとしても色やにおいがないために、看病をする者の手は、本人がそれと知ることなく汚れる。食事をとる前に手を洗わなければ、誤って排泄物を幾分か飲み込んでしまう。また、そうした人が扱ったり、準備した食べ物に付着した排泄物のかすを他の家族が食べる。それらの人々は、労働者階級であることが多く、しばしば、病人と食事を共にしなければならない人々でもあった。家族に一人コレラ患者が発生すると、その後に別の人が発症するという例が、労働者階級の人々の間で何千例も見られた。一方、医療従事者や単に患者を見舞うだけの人は、感染から逃れている。コレラ患者の死後解剖は、私の知る限りでは、注意深い手洗いが必要なこともあり、ほとんど行われたことはない。また、そうしたときに食事をとる習慣は医療従事者にはない。それに対して、遺体を安置するなど、〔コレラで〕亡くなった人の体を扱う業務では、しばしばコレラに見舞われる。業務を行う女性労働者たちの飲食がきっかけになっている。葬儀に参列しただけで、遺体に触れることのなかった人が、この病気にかかることも多い。コレラ患者の下着や寝具を扱った者によって調理されたり、扱われたりした食べ物を口にした結果であろう。

非衛生的な環境での流行拡大

暗いということ（明るさの欠如）は、清潔さへの大きな障壁である。それは、汚れを見えにくくし、結果として、コレラ患者の排泄物で食べ物が汚染されることを助ける。都市における貧しい人々の住居での明るさの欠如は、コレラの流行を拡大させる環境要因の一つである。

重症コレラ患者の不随意排泄が病気を広げる。一八四九年に、貧しいコレラ患者と下痢患者二六〇人を診察したスティンズ〔ロンドン西部テムズ川南岸にある地区〕のベイカー氏が、その年の一二月に私に宛てた手紙には、「患者が不随意に下痢をすると、明らかに病気は広がります」と書いてある。コレラがひとたび家庭内に持ち込まれると、家族全員が一室で、寝て、調理して、食べて、洗ってといった生活を送る貧しい人々の間でそれは広まる。数家族が一つの部屋に暮らすコモン・ロッジングハウス〔ヴィクトリア期の共同宿泊施設〕では、感染はさらに広がりやすい。一八三二年の流行で最も致命的だったのは、過密な環境下で暮らしていた浮浪者階級の人々であった。しかし、コモン・ロッジングハウスを規制する議会法ができて、流行後期には致命的なものではなくなった。一方、コレラは、裕福な家庭に持ち込まれることもあったが、そうした場合でさえ、後に指摘されるような理由から、他の家族へと広がることはほとんどなかった。手洗い器とタオルが常に使用されていること、料理や食事をするための部屋が病室とは別であることが、その大きな理由である。

施設内での流行

貧しい子どもや精神の病をもつ人のための施設にコレラが侵入したときには必ず大きな流行が起こることは、ここに述べた原則に従えば納得がいく。トゥーティング

〔サウス・ロンドンの地区〕にある貧しい子どものための保護施設で、一〇〇〇人の子どものうち一四〇人がコレラで死亡したことがあった。流行は残りの子どもたちが退所するまでつづいた。子どもたちは一つのベッドの上に二、三人が寝ていて、コレラを発症したときにはお互いの上に嘔吐していた。このような状況のなかで、子どもが何にでも手をのばし、口に指を入れることを思い出せば、病気が広まっても驚くには当たらない。もちろん、子どもたちがいる建物内では、できる限り、清潔さには気を配っていたと思うのだが……。貧しく精神の病をもつ人は、とくに患者が夜間就寝する病棟では、かなり密な状態となっていることが多い。患者の多くは知的障害があるため、手の使い方は、子ども以上に不注意なものとなる。清潔さを保つのは容易ではない。そのため、精神の病をもつ人の発症率は、管理者や付添い人よりもはるかに高いものとなった。

炭鉱内での流行

イギリスの鉱業従事者は、他のどの職業よりもコレラに苦しんでいる。こうした状況は、先に指摘した病気の伝播様式によって説明できる。坑夫は、多くの重要な点で、他の労働者とは異なった状況にある。まず、炭鉱にはトイレがない。それは、他の鉱山でも同じだろう。労働者は鉱山の中に長く留まるので、食べ物を持参しなくてはならないが、彼らはそれを、ナイフとフォークを使わず、洗っていない手で食べている。以下は、私が行った質問に関して、リーズ近くの炭鉱関係者の親戚から受け取った回答である。

「坑夫たちは、六時に仕事を開始するために朝の五時に坑内へ降りて、午後一時から三時半の間に坑内を出ます。坑内にいる時間は平均八時間から九時間です。坑夫たちは皆、ひと塊の焼いたパンに、時に肉を加えたものを食事として持参します。全員が一クォート〔約一リットル〕の飲み物〔アルコール〕が入ったボトルを持っています。私たちは、坑夫の清潔さが、他の人よりも劣っているのではないかと心配しています。坑内は巨大なトイレとなっていて、もちろん、男たちはいつも洗っていない手で食事をとっているのです。」

坑夫が仕事中にコレラを発症した場合、他の職業では起こりえないような速さで、仲間内に広まることになる。私は、一八三一年から三二年の冬、ノーサンバーランド〔イングランド北東部の州〕の炭鉱で、消化管から大量嘔吐して、ほぼ虚脱状態で連れてこられた人を見たことがある。これはまさに、仕事中に坑夫がコレラを発症する可能性を示している。

『コレラ流行に関する英国内科医師会への報告』のなかで、私の見解を完全かつ公平に説明してくれたバリー博士は、一方で、坑夫について私が述べたことに関しては、鉱山で働いていない女性や子どもも、男性と同じように多数発症していると異議を唱えた。しかし、これは前に説明したように、坑夫たちの密な住居でコレラの伝播が起こったからだと思われる。坑内での伝播の可能性は、男性や少年は、女性や子どもよりも一日か二日早くコレラを発症するという事実によって支持される。特別な調査を行えば、このことが正しいとわかるだろう。コレラが伝染性の疾患ならば、女性は病人を看病するために、男性よりも罹患する人の数が多いはずだ。両者の意見の違いは、相反する意見として共に書き残しておくこととする。

食品を介しての伝播

問題の性質上、その事実が明らかになることはほとんどないが、コレラが食品製造業者や販売業者の間で発生した場合、病気の広がる可能性が非常に高い。以下の事例は、コレラのこのような多様な伝播の決定的な証拠となるだろう。一八五〇年初頭、『州医学・外科学雑誌』に、ワイト島〔イングランド南部イギリス海峡の島〕のジョン・C・ブロクサム氏の手紙が、ハント氏のコレラに関する疑問に答えるかたちで掲載された。興味深い情報のなかに、カリスブルック村で発生した唯一のコレラは、古くなったカウヒール〔ゼリー状になるまで煮込んだ牛の足の料理〕を食べた人に起こった、と述べているところがある。それは、ニューポート〔ワイト島のなかの町〕で激しいコレラの症状に見舞われ死亡した男のところで作られたものだったという。ブロクサム氏は、私の質問に対して追加の調査をしてくれた。彼の手紙に含まれている内容の要約は以下の通りだ。

カウヒールを作った家の男は、八月二〇日月曜日に亡くなった。月曜日と水曜日、そして金曜日にカウヒールを煮るのがその家の習慣だった。したがって、問題のカウヒールがすでに煮られた状態でニューポートから一マイル〔一・六キロメートル〕離れたカリスブルック村に運ばれたのは、二一日火曜日であったと思われる。全部で一一人がこれを食べた。そのうち七人は、加熱など追加の調理をすることなく、このカウヒールを食べた。二四時間以内に七人のうち六人が病気を発症した。うち五人が死亡し、一人は回復した。七番目の患者は子どもだったが、カウヒールを少量しか食べなかった。そのため、影響を受けることは少なかったのだろう。四人は追加調理後にカウヒールを食べた。カウヒールをフライにしたものを食べた人物は、食後二四時間以内にコレラを発症し死亡した。料理の一部をスープにして、温かいうちに食べた三人のうち二人は何事もなかった。三人目の人物は、翌日、冷たくなったスープを再び食べた。その結果、二四時間以内にコレラを発症し死亡した。暑い時期に動物性の食品をあまり新鮮でない状態で食べるのは、珍しくないのかもしれない。しかし、カウヒールを食べたときに新鮮ではなかったことに気づいた人もいたようで、一、二日後にはかなり腐敗していたため、それを捨てたという。

以前のコレラとは明らかに無関係のコレラ症例が発生した場合には、食品を介していることが多い。通りで果物などを売って生計を立てている貧しい人々は、彼らが暮らす密な部屋の中で食品を保管する。数年前、慈善活動として病院の外来を訪問したときに、患者のベッドの下に果物籠が、病室の道具類などと隣合わせに押し込まれているのを何度も見かけた。言うまでもないことだが、このようにして病気が伝播した場合、それを追跡することはほとんど不可能である。

水を介しての伝播

われわれの考えている伝播手段が唯一のものだとしたら、コレラを貧しい人々の密な住居に封じ込めることはそれほど難しくないし、またそこでは、コレラは新たな犠牲者を獲得できなくなるため、その場所で自然消滅することになる。しかし多くの場合、より広く拡大するための道、すなわち裕福な人々へと到達する道が開かれている。それは、地面から浸透して井戸に入るか、水路や下水道に沿って川に流れ込み、そこから町に供給される飲用水や調理用水にコレラ〔毒素で汚染された〕排泄物が混入する場合である。

トーマス・ストリートでの事例

一八四九年、〔ロンドン〕ホースリーダウン地区トーマス・ストリートには、貧しい人々が住む小さな家や小屋が建ち並ぶ二つの小路が隣接していた。家々はそれぞれの小路の片側を占めており、トラスコット小路の南側に建つ家々と、もう一方の小路の北側に建つサリー棟と呼ばれる建物とは背中合わせになっていて、その間は小さな空間で隔てられていた。その空間には、排水溝を共有する屋外トイレがあり、小路の端っこには開放型の下水道が通っていた。サリー棟でコレラは壊滅的な被害をもたらす一方、隣接するトラスコット小路の家々では、死亡例が一例あっただけで、もう一人の患者も回復した。サリー棟の中庭では、住民が家の前にある水路へ流し込んだ糞尿が、生活用水を得るための井戸に流れ込んでいた。下水道委員会調査官補のグラント氏が委員会に提出した報告書で述べているように、二つの小路の間の違いはこの点だけであった。問題の井戸は、サザーク・アンド・ヴォクソール水道会社の水道管から水を供給されていたが、それは隣接する地面と同じ高さで、表面は蓋で覆われていた。住民は、井戸に付属したポンプから水を汲み上げていたが、前述の〔各家の前にある汚物が流れ込んでいた〕水路は、そのポンプの近くから始まっていた。何かの異常のために、時々、井戸の上部で水道管が破裂して水が排水溝や水路に流れ込み、不純物〔汚物〕と混ざって〔井戸に〕逆流することもあった。また、地面や舗道には隙間が残っていたため、排水溝の内容物の一部が常に井戸に流れ込んでいる状態だった。後に井戸が空になったとき、大量の黒くて非常に不快な沈澱物が発見された。

この小路での最初のコレラ患者は少女で、〔一八四九年〕七月二〇日に発症した。四日間下痢に苦しんだが、経過は順調だった。七月二一日には、年老いた婦人が発症し、同日午後一〇時に虚脱状態となった。婦人はいくぶんか回復したが、その後、症状が悪化し八月一日に死亡した。患者を看病したツーリー・ストリート〔ロンドン橋とセント・セイヴァーズ・ドックを結ぶロンドン中心部から東への道〕のヴィネン氏は、ベッドにばらまかれた排泄物で汚れたシーツや枕カバーを洗った水が、上記の〔各家の前にある〕水路に流れ込んだと述べている。ここで発症した多くの患者を看病し、医師と一緒に井戸に対する注意を喚起したホースリーダウン地区ソーントン・ストリートのラッセル氏は、〔汚れた〕水は常時井戸に流れ込み、人々はその事実を知っていたという。上記の二つの症例が発生した約一週間後、多くの患者が時期を同じくしてコレラを発症した。七月二八日土曜日に四人、二九日に七、八人、その翌日に幾人かが発症した。なかには死亡する者もいた。死亡は、七月二九日に一人、三〇日に四人、三一日に一人、八月一日に二人、二日、五日、一〇日にそれぞれ一人で、合計一一人であった。

最終的にその小路にある一四戸の小さな家のうち、七戸でコレラが発生した。

七月二〇日と二一日に報告された最初の二人のコレラ患者は、上水道から感染したことと、近隣の地区でも同数近い患者が発生したことから、テムズ川の水に含まれていたコレラ患者からの排泄物が原因であったと思われる。隣接する小路でも同じ時期に同数の症例が見られた。数日後には、患者の排泄物（糞便）が、人々が飲む水と混ざってしまったのだろう、新たな患者発生が地域全体でほぼ同時に始まった。患者はすべて女性あるいは子どもであった。一方、男性の発症者はいなかった。男性は日中仕事に出ていて、原因となった水を飲んでいなかったことが理由だと考えられる。ただし、患者が死亡した直後に、地域の生存者のほとんどがその地を去ってしまったため、それが事実かどうかについては確かめられていない。

アルビオン・テラスでの事例

ワンズワース・ロード〔テムズ川南岸ロンドン・ランベス区のヴォクソール付近〕のアルビオン・テラス〔アルビオン・プレイスとも呼ばれる一九世紀のテラス住宅〕では、一八四九年にコレラ死亡率の異常な上昇が見られた。驚いたことに、近隣地域で同じ時期に患者の発生はなかった。コレラ患者が出た家の反対側の家、裏側の家、道並びの家では、コレラを発症した人はいなかった。このときの、この国〔英国〕で前例のない規模のコレラ流行が見られた一連の家々は、専門家や商人といった洗練された人々が住む郊外の住宅であった。家々は互いに数フィート離れていたが、同じ方式で水が供給されており、その水が排水溝や汚物溜の内容物によって汚染され、その汚染された水を介してほとんどすべての家に〔コレラ毒素が〕広がった。そうでない家は感染を免れた。

アルビオン・テラスでは家々に一号から一七号までの番号が付いていて、テラス前の道にある水量豊かな泉から水を得ていた。その水は七号と八号の間にあるレンガ製で樽型の送水溝を介して家々の裏に引かれ、左右に分岐して、それぞれの家の裏に埋められた貯水槽に水を供給していた。レンガとセメントで作られ、平らな石で覆われたそれぞれの貯水槽は、石で覆われた直径六インチ〔約一五センチメートル〕の土管で繋がれていた。各貯水槽の水は、鉛管を通して奥にある台所に送られていた。それぞれの家の裏の屋外トイレの地下には汚物溜があり、それは貯水槽から四フィート〔一・二メートル〕離れていただけだった。一号と七号の家の裏手の土地は掘り返され、〔各家の〕排水溝は、下水道委員会調査官補であるグラント氏の監督下で検査された。これらの家の汚物溜はどれも汚物でいっぱいで、一号の家の汚物溜の溢水溝《いっすいこう》には汚物が詰まっていた。この家では、汚物溜と貯水槽の高さ〔地下での深さ〕がそれぞれ測定された。汚物溜の溢水溝の最上部は、貯水槽の最上部よりも一五インチ〔約四〇センチメートル〕も上にあることが判明した。両者の間の地面は濡れていた。上述の〔汚物溜の〕溢水溝には底〔盤〕がなく、棒が貫通するほど柔らかで、溢水溝は貯水槽の土管の上を直角に横切っていた。貯水槽〔と土管〕の接合部からは水が漏れ出ていた。七号の家の裏でグラント氏は、余った水を貯水槽から汲み出すための管を見つけたが、この管は汚物溜の溢水溝と繋がっていた。彼はまた、前述した〔各家の裏まで引かれた〕樽型の送水溝の上に、平べったいレンガ製の管が通っていることを見つけた。その管には泉の水が流れ込んでいた。敷地の平面図を見ると、〔各家の〕排水溝はバタシー・フィールズ〔サウス・ロンドン、ワンズワース区のテムズ川南岸地区〕の下水道に向かってつづいており、道路からの表層排水や汚物溜からの排水、奥にある台所の流しからの家庭排水、貯水槽からあふれた水も一部流れ込んでいた。排水溝が詰まっていたと思われる十分な理由はあったが、それは確認されなかった。七月二六日の嵐の間、その中に流れ込む水を排水することはできなかった。八号の家の近くで排水溝が破裂して、八号と隣の九号の家の低い敷地は悪臭を発する水で水浸しになった。このとき、以前から時折苦情が出ていた水が、多かれ少なかれ不浄で不快なものであることを一七戸の家のほとんどの人が認識した。八月二日の大雨のなか、八号の家で再び排水溝から水があふれ、台所は水浸しとなった。特筆すべきは、〔各家の〕貯水槽がどれも同じ高さ〔深さ〕に埋設されていたことである。そのため、一つの貯水槽から水を汲み上げると、別の貯水槽から水が流れ込んできた。結果として、一つの貯水槽に混入した不純物が、他の貯水槽にも混入することとなった。

排水があふれた二日後の七月二八日に、一三号の家でコレラの第一号患者が発生した。患者は女性で、三、四日前から前駆的症状が出ていたが、コレラの症状が現れて一四時間以内に亡くなった。一三号の家の地下室にはごみが溜まっていて、それを取り除いた人は不快だと言っていた。一方、家主はこれを否定している。八号の家の女性は、七月三〇日にコレラ性下痢に襲われたが回復した。八月一日には、六号の家の八一歳の女性がコレラを発症した。女性は、八〜一〇日前から下痢が見られたが、治療には耐えた。しかし、八月四日に脳溢血で死亡した。八月一日、三号の家の六〇歳の女性に下痢が始まった。五日には虚脱が見られ、六日に死亡した。八月三日には、同じ並びの家で三、四人の患者発生があり、そのうち二人は同じ日に致命的な結末を迎えた（死亡した）。引きつづく三、四日の間に、多数の人がコレラを発症したが、その後、数は減少していった。住民の大半がコレラを発症し、そのうち半数以上が死亡した。数日生き延びた人も、引きつづく発熱で死亡した。死亡の方が、発症より日時が多様である。七月二八日に一人、八月三日に二人、四日に四人、六日と七日に二人、八日に四人、九日に三人、一一日と一三日に一人が死亡し、合計で二〇人が死亡した。その場から避難した後にコレラを発症した人のなかにも四、五人の死亡があった。

死亡者は、一七戸中一〇戸に見られた。多くの患者を診察したワンズワース・ロードのミンプリス氏は次のように述べている。患者は、不在であったか、それに近い状態であった一、二戸を除いて発生していた。六号の家では五人が死亡した。一人の紳士はそこを離れ、ハムステッド・ヒース（ロンドン中北部にある緑地公園）へ行った翌日のことであった。一家は七人だったが、全員がコレラを発症し、そのうち六人が死亡した。

七月二八日に一三号の家で発症した最初の患者に、病気がどのように伝播したかを示す資料はない。しかし、すべての家に供給されている水の中に、この患者の排泄物が混入した時から数えて二、三日後には、他の人たちも発症した。そして、その後二日以内に、病気は警戒水準にまで広がったのである。

汚染された水の分析

私は、グラント氏が一号および七号の家の裏の貯水槽から採取した水の一部と、貯水槽の底に深さ六インチから九インチ〔一五～二三センチメートル〕で堆積したものを調べる機会に恵まれた。水は不快で、堆積物からはトイレの臭いがした。堆積物には、石や、種無しの干しブドウあるいはブドウの皮、他の果物や野菜の薄い皮の一部など、〔住人が食べて〕消化管を通過したが消化されなかったさまざまなものが混じっていた。

患者の多くは、病気の原因が水にあると考えていた。患者はそれを飲んだことがあり、同時に、それが不純であることを認識していた。不純であると認識する前に、人々がその水をなぜ飲むかといえば、排水溝や汚物溜の大半は、水と混合すると、〔貯水槽の中で〕急速に沈澱し、底に堆積する傾向があったからだ。アルビオン・テラスの貯水槽から同じように水を供給されていたのは、アルビオン・ストリートの四戸だけだった。うち三戸は何か月間も空き家で、四戸目の家の男性は、水に疑いを抱いており、それを飲まなかった。水が原因だとされた後に、患者を看病に来た人たちのなかにもコレラを発症した人が二、三人いたが、その人たちは、したがって、原因とされる水を飲んでいなかった。しかしそれらの人々には、患者を看病している間に、私が最初に指摘した仕方によって、少量ではあるが胃の中に排泄物を入れてしまうことがあったに違いない。汚染された水で調理された食べ物が家の中にあったのかもしれない。アルビオン・テラスで感染した人すべてが、水を介して感染したか否かはわからないが、大半はそうだったと思われる。要約すれば、〔アルビオン・テラスでは〕コレラ患者からの排泄物が水に混入する環境が整っていた。それがコレラを通常の程度を超えて大きく広げる原因になったということだろう。

中央保健総局の報告

ミルロイ博士が中央保健総局に発表した報告書によれば、アルビオン・テラスでの死亡は主に三つの原因があったとされている。第一は、テラスの北四〇〇フィート〔一二〇メートル〕にあるバタシー・フィールズの開放型下水道である。風がそちらの方向から吹くと、住民たちは、不快な臭いを感じたという。第二は、家の裏手にある台所の流しからの悪臭である。それは七月二六日の嵐の後に悪化した。最後は、前に触れた一三号の家の堆積物〔地下室のごみ〕である。開放型の下水道に関していえば、〔アルビオン・テラスで〕コレラが蔓延した家々のように、下水道を流れる汚物を含んだ排水にさらされているいくつかの通りや家々があった。しかし、下水道とアルビオン・テラスの間に位置する一九戸の家では、誰も病気を発症しなかった。台所の流しからの悪臭については、毎日、いやな臭いがしていたというが、コレラの流行を説明するには役に立たない。事実、七月二六日の嵐でロンドンでは、数千もの家々が悪臭に見舞われている。〔アルビオン・テラスの〕なかでも悪臭の強かった二戸の家は、排水溝の内容物が浸水した八号と九号の家だったが、そこでは、他の家に比べてコレラ患者の発症が少なかった。住人は単に下痢症状を示したか、軽度のコレラを発症しただけだった。一三号の家の堆積物は離れた家には影響を与えなかった。そうした家の住人を大惨事に巻き込んだ特別で固有の原因が、水だったことは明らかだ。水が供給されていたほぼすべての家でコレラが発生した。一方、周辺の家ではコレラの発症は見られなかった。事実、中央保健総局は、ミルロイ博士の報告書の直後に発表した政策文書のなかで、この場所での死亡は水の汚染が原因であったとしている（『ロンドン・ガゼット』一八四九年九月一八日付）。

ロイド博士の報告

ロイド博士は、一八四九年八月三〇日に開催されたサウス・ロンドン医学協会において、汚染された水の影響について述べた（『メディカル・タイムズ・アンド・ガゼット』二二号、一八四九年、四二九頁）。ロザーハイズ（テムズ川の南岸、サウス・ロンドンの地区）のシルヴァー・ストリートでは、その年の七月上旬の二週間で八〇人の患者が発生し、三八人が死亡した。その時点で、ロザーハイズの他の地域には、コレラ患者はほとんどいなかった。この通りにあるすべての汚物溜の内容物は、かつてテムズ川につながっていた排水溝に流れ込んでいた。人々は、汚染された排水溝の端にごく近い井戸から水の供給を受けていた。ロイド博士は、排水溝で悪臭を放つ水が、井戸の側面から水面に滴り落ちているのが確認できたと、私に教えてくれた。ロイド博士が推奨する衛生対策は、井戸を埋め戻すことだった。人々が水の使用を止めるとすぐに、シルヴァー・ストリートでのコレラ流行は止まった。ロイド博士が言及したもう一つの例は、ロザーハイズのシャーロット・プレイスでの例で、そこは七戸の家からなっていた。住人たちは、一戸の家を除いて、テムズ川と繋がる側溝から水を得ており、七戸の家すべてのトイレの内容物を摂取していた。そうした家では、二五人がコレラを発症し、一四人が死亡した。一方、ある家ではポンプが壊れていて水を汲むことができず、その家ではコレラ発症は一人だけだった。

その他のさまざまな事例

他のいくつかの例と同様に、次の例も『一八四八年と一八四九年のコレラに関する中央保健総局の報告書』に記載されている。

「マンチェスターでは、ソルフォードのホープ・ストリートで激しいコレラの流行が突然発生した。住民は特定の井戸のポンプから得た水を使用していた。井戸は修理されていたが、その端九インチ〔約二〇センチメートル〕以内を通る下水道が誤って詰まってしまい、井戸の中に漏れた。三〇戸の住人がこのポンプ井戸の水を使っていたが、そのうち一九人が下痢を発症、二六人がコレラを発症、二五人が死亡した。近所の六〇戸の住人は、他の水を使っていたため、一一人が下痢を発症したが、コレラを発症した者はおらず、死亡者もいなかった。驚くべきことに、この例では、コレラを発症した二六人のうち、一人を除いて全員が死亡したことになる。」(同書六二頁)

トーマス・キング・チェンバース博士が知らせてくれたところによれば、一八四九年の夏に、エセックス州イルフォード(現在はレッドブリッジ・ロンドン特別区)で、町の中心部から少し離れた家々でコレラが流行した。コレラは、一戸を除いてすべての家を襲った。汚物溜や豚小屋からあふれ出たごみは地表を伝って井戸に流れ込み、水は悪臭を放っていたという。その井戸水は、コレラを免れた家を除いて、すべての家で使われていた。コレラを免れた家には衣類を洗濯する女性が住んでいた。水で衣類に不快な臭いが付くことに気づいた彼女は、お金を払って町のポンプ井戸から水を汲んできてもらい、その水を、洗濯だけでなく料理にも使っていた。

感染が起きたときの詳細をよく知る男性が私に話してくれた。汚水溜からの排水が、バース〔イングランド南西部の保養地〕近郊のロックスブルックにあるいくつかの家の井戸に流れ込んだ。一八四九年秋に発生したコレラが致命的な被害をもたらしたとき、住民たちは、バースのウェストンに暮らす土地所有者の男性に対して、排水が井戸に混入していると苦情を訴えていた。土地所有者は調査のために人を送ったが、調査員は何事もないと報告した。しかし住民はまだ文句を言っていたので、土地所有者は自分で行って水を見て、臭いを嗅いでみた。その上で、土地所有者は〔住民に〕何も問題はないと言ったが、〔住民たちに〕味見をするよう言われ、コップ一杯の水を飲んだ。その水曜日のことだった。帰宅後、土地所有者はコレラに倒れ、土曜日に死亡した。その時期、彼の〔住むウェストンの〕近所でコレラの発生はなかった。

ニューバーン村での深刻な事例

この国〔英国〕では、一八三二年のコレラ流行で、ニューカスル・アポン・タイン〔イングランド北東部の都市〕近郊のニューバーン村ほど致命的な被害を受けた場所はない。私たちは、この流行に関するデヴィッド・クレイギー博士の優れた論文によって、一〇人に一人が死亡したと知った(『エジンバラ内科・外科学会誌』三七号)。五五〇人の住民のうち三二〇人が下痢かコレラの症状で苦しみ、五五人が死亡した。この死亡率を知った私は、一八四九年初めに、ニューカスル〔スノウは若い頃ここの医学校に通っていた〕の友人であるエンベルトン医師にあてて、ニューバーンで使われていた水について質問の手紙を書いた。エンベルトン医師は親切にも、ニューバーン牧師館のジョン・リード牧師からの情報を寄せてくれた（私はそれを二月に受け取った）。それとあわせて、しばらく前に私がニューバーンの外科医デヴィソン氏へあてた質問の手紙への回答も受け取った。これらの回答から私は、一八三二年には人々に井戸水が供給されていたこと、井戸は三つあり、そのうち二つはあまり使われていなかったこと、三番目の井戸水は、村近くにある古い炭鉱の作業現場から供給されていることを知った。寄せられた回答によれば、この井戸水は、最初に汲んだときはおおむね良好だったが、二日ほど置いておくと腐ったという。人々の排泄物が井戸に混入することはないと考えられていたが、リード牧師は、村はずれでタイン川に合流する小川の水が、人々が主に利用する井戸へ漏れていた可能性があると述べた。一、二日放置すると腐敗するというのは、動物性の物質を含む水の特性である。水がコレラの伝播をもたらすという私自身の考えを再確信した後、私は、この問題についてデヴィソン氏に再度手紙を書いた。彼は親切にも、この件をさらに調査してくれた。それは大変な手間でもあったろう。そのうえで、この小川には主として近隣の炭鉱から汲み上げられた水が流れていると教えてくれた。ニューバーンに到達する半マイル〔八〇〇メートル〕ほど手前で、小川にはある小さな村のごみが流れ込み、その村とニューバーンの間では、小川は製鉄所の労働者が使用するトイレを経由して流れていた。ニューバーンでは、家々から排出された物が、開放型の排水溝や側溝を伝って小川に流れ込んでいた。炭鉱や坑道から先に述べた〔三番目の〕井戸までの排水溝は、何年も前から機能していなかった。その排水溝の一部は小川の下を潜り、その地点からは小川と並走して井戸までの約三〇〇ヤード〔約二七〇メートル〕の距離を走っていた。デヴィソン氏は、議論の余地はあるが、排水溝と小川はおそらく高い確率でつながっているだろう、数か月前の患者発生がそれを証明していると述べた。前述の製鉄所から事故によりガスを含む水が小川に流れ込み、一部の人は井戸水にはそれが強く染みこんでいると断言していたという。

ニューバーンでの最初のコレラ患者は、小川が井戸を通過する地点から約一〇〇ヤード〔約九〇メートル〕上流の、小川の近くに住んでいた青年だった。その青年は一八三一年一二月二九日にコレラを発症し、連続する発熱が見られ、一八三二年一月四日に死亡した。村では下痢が何例か見られたが、一月九日夜までコレラの新たな発生はなかった。しかし、その夜から翌朝にかけて一三人が、一二日夜には四人がコレラを発症した。一五日までに一四人の新たな患者が発生し、同日、ジョン・エドモンストン牧師が亡くなった。翌日正午までに少なくとも五〇人がコレラを発症した。この後、数人の死者が出て流行は収まりはじめ、二月二日にはほとんど消えた。最初のコレラ発生から大流行までに数日が経過していた。それから考えると、汚染された衣類を洗った水が小川に流れ込んだことが、一月九日から一〇日にかけての夜に一三人が発症した原因だったと思われる。もちろん、下痢をしているだけの患者が病気を伝播させたのでなければの話であるが。

一八一四年の流行に関する報告

次の一節は、一八一四年のコレラ流行に関するクルックシャンク氏の報告書からの引用だ。そこでは以前、ジャルナからトリチノポリへ行軍中の大隊でコレラが発生したことが報告されている。

「低カーストのセポイ〔英領インド軍のインド人の傭兵〕やその従者たちが見境もな

く入浴し、カナトア村にある聖なる貯水庫が汚染されたことで、侮辱されたと天が怒りを爆発させ、疫病が起こったというのが、彼らの精神的指導者によって熱心に教導された住民の信念だった。問題の解決にはあまり役に立たないが、それは真因の探求につながっていると考えられる。カナトア村で部隊は野営し、右翼の第五先住民歩兵部隊†が井戸から水を補給する一方で、左翼の第九先住民歩兵部隊のパッカリー〔水運搬人〕は、左側の低地にある貯水庫から水を調達していた。両部隊がカナトア村を通り過ぎた一、二日後に流行が始まったという事実、流行は貯水庫と関係しているという住民の意見、二つの大隊のうちどちらか一方に関係する何らかの原因を突き止めたいという願望、最後に、他の何かに原因を求めることの難しさなどを考え合わせて調査を進めた結果、二つの大隊がそれぞれ異なる水を確保していたことがかなりの正確性で確認できた。」（スコット『コレラ流行に関する報告書』二三七頁）

†（訳者注）ベンガル先住民歩兵連隊という組織があった。一七五七年から一八五八年まで、東インド会社の歩兵部隊として存在していた。

歩兵が野営中、カナトア村にコレラはなかったと言われていたが、おそらくそれは誤りだろう。

黒海艦隊の報告

以下の引用は、一八五四年八月二三日付のバルジク〔ブルガリア〕の黒海艦隊の軍医将校の手紙からのもので、九月三〇日付の『メディカル・タイムズ・アンド・ガゼット』に掲載されたものである。

「艦隊がバルジクへ戻ってから一週間後の八月七日、約四〇〇〇〇人のフランス軍がわれわれの停泊地の上の高台に野営した。彼らは、約一〇日前にコステニェ〔アルバニア†の中東部の地名〕に進軍した第一師団の一部であったが、それによって、同盟軍の側に最初の流血が見られた。戦闘での損失は少なかったが、彼らは、ロシア人以上に恐ろしい敵に遭遇していた。彼らの間でコレラが発生し、最初の夜だけで四〇〇人が発症し六〇人が死亡した。損害の合計は信じられないほどだった。一万一〇〇〇〇人の兵士のうち五〇〇〇人が数日間に亡くなったという。この恐ろしい災難は、腐敗した死骸を放り込んだ井戸の汚染された水を飲んだことが原因だった。

†(訳者注)クリミア戦争(一八五三〜五六年)におけるイギリス、フランス、オスマン帝国、サルデーニャ王国の連合軍。

「こうした破壊的事象を最もよく説明する意図的な毒の投与という疑問はさておき、この例はコレラの毒素が水を媒介して運ばれるという説の裏付けとなる。それは、私が目撃した別の状況でもそうだった。コレラの感染地からの行軍で疲弊した兵士たちは自分たちの身体や衣服を、フランスの全艦艇やイギリス艦隊の大部分が水を得ていた小川で洗っている姿が数多く見られた。これが〔八月〕七、八日とつづいていて、九、一〇日の夜には、いくつかの艦艇の乗組員の間で病気が流行した。

「九日の夜、何隻かのイギリス艦が最初に被害を受けた。それらの艦艇は翌朝、沖合に出た。一〇日の夜、他のイギリス艦とフランス艦の何隻かに被害が出始めた。被害はフランス艦の方で圧倒的に多かった。

「二隻の旗艦モンテベロとヴィル・ド・パリの被害は大きかった。前日はいつものように元気に過ごしていたが、コレラに襲われた夜には、モンテベロで二〇〇人の男性が発症し、朝までに四〇人が死んだ。ヴィル・ド・パリにも多くの死者が出た。フランス艦隊は一一日の午後に出港し、翌朝にはイギリス艦隊も出港したのが確認された。

*　*　*

「一四日の正午頃、元気に出港したブリタニア号で、突如、コレラが発生した。二〇時間で五〇人以上の乗組員が亡くなった。各艦からの報告が提督に送られてきた翌朝まで、私たちは死亡者数について何も知らなかったが、それは、提督を圧倒するほどの規模であった。一六日の夜までに八〇人が死亡し、二〇〇人以上が多かれ少なかれ危険な状態にあった。

「一六日の夜、艦内は大恐慌をきたしていたに違いない。流行は、暴力的な状況でつづいた。士官たちは自発的に患者を看護したが、コレラを発症しなかった乗組員と看病していない乗組員では、航海中の任務を遂行するには不十分であった。したがって提督は、ひどく被害を受けたトラファルガーとアルビオンを伴って、バルジクに戻ることを決断した。

「ブリタニア号の乗組員たちは、すぐに小さな集団に分かれて艦から離れ、稼働していない輸送船へ送り出された。これによって、伝染病の影響は、根絶されていないにしても、大幅に緩和されたようだ。」

ブロード・ストリートでのコレラ発生

この王国〔英国〕で最も恐ろしいコレラの流行は、数週間前〔一八五四年夏〕に、ゴールデン・スクエアのブロード・ストリート〔現在のブロードウィック・ストリート〕とそれに隣接する通りで発生したものだ。ケンブリッジ・ストリートがブロード・ストリートと合流する場所から二五〇ヤード〔約二三〇メートル〕以内のところで、一〇日間のうち五〇〇人以上のコレラの致死的な発症があった。この限られた地域での死亡率は、おそらくこの国で発生した、ペストを含めてどのような疫病にも匹敵するほどのものだった。多くの患者が数時間以内で亡くなったため、流行はより突発的なものとなった。人々の避難がなければ、死亡率は間違いなくもっと高くなっていただろう。家具付きの部屋の下宿人が最初に出て行き、次に他の下宿人が、家具を置く場所が見つかったら取りに来るように準備して、出て行った。所有者が死亡したことで、多くの下宿が同時に閉鎖された。残った商人の多くも家族を避難させた。その結果、発生から六日も経たないうちに、最も被害を受けた通りは、住民の四分の三以上が地域を離れ、閑散とした状態になった。

突発的流行の始まり

〔一八五四年〕八月後半、ゴールデン・スクエアのブロード・ストリート近くでコレラが数件発生した。八月三一日から九月一日にかけて、夜に始まったいわゆる突発的流行では、他の流行同様に、患者数の著しい増加が見られた。このコレラの流行を知ったとき、私はすぐに、ケンブリッジ・ストリートの端のブロード・ストリートにある、人々が頻繁に使用しているポンプ井戸の水の汚染を疑った。しかし、九月三日の夕方にその水を調べてみると、有機不純物がほとんど確認できなかった。そのため私は、結論を出すことができなかった。しかしさらに調べてみると、先に述べたポンプ井戸の水以外、コレラが急激に増加した地域に共通した状況や要因はなく、また、流行はそれ以外の地域には広がっていないこともわかった。さらに調べると、次の二日間で、水中の有機不純物の量が変化していることもわかった。それは肉眼で見ることができ、よく見ると小さな白い羊毛に覆われた粒子のようなかたちをしていた。そこで私は、流行開始時にはもっと汚れていたのではないかと疑った。私は、九月二日に終わる週に、登記所に登録されたゴールデン・スクエアやバーウィック・ストリート、ソーホーのセント・アンズの小地区でのコレラによる死亡者リストを確認した。三つの小地区では、コレラによる八九人の死亡が登録されていた。このうち週の最初の四日間に発生したのは六例だけだった。四例は八月三一日木曜日に起こり、残りの七九例は、金曜日と土曜日に見られた。そのため私は、流行は木曜日に始まったと考えた。そこで、週の最後の三日間に発症したと登録されている八三人の死亡について詳しく調べることにした。

死亡者についての調査

現場に行くと、ほぼすべての死亡者が〔問題の〕ポンプ井戸の周囲の地域で発生していることに気づいた。他の通りにあるポンプ井戸の近くの家では、わずか一〇人の死亡者が出ていたに過ぎなかった。家族によれば、このうち五人は近くのポンプ井戸よりもブロード・ストリートのポンプの方が近いこともあって、そちらを好んで使用していたという。他の三人の死亡者はブロード・ストリートのポンプ井戸近くにある学校に通っていた子どもたちだった。このうち二人は、その井戸の水を飲んでいたことがわかっている。また三人目の子どもの親もその可能性はあると考えていた。このポンプ井戸が水を供給している地区を超えて起こった、他の二人の死亡例は、流行の混乱が起こる前に発生していたコレラによる死亡を記録していた可能性が高い。〔問題の〕井戸のあった地域で発生した死亡者については、六一人がブロード・ストリートの井戸の水を常用していたか、あるいは時々飲んでいたことがわかっている。六人については、関係した人々が避難したか、あるいは本人が死亡したため、情報を得ることができなかった。残りの六人については、病気になる前にその井戸の水を飲んだことはなかったという。

調査の結果、ロンドンのこの地域では、上記〔ブロード・ストリートの〕井戸の水を飲む習慣のある人を除いて、患者の発生や増加は見られなかった。

九月七日木曜日の夜、セント・ジェームズ教区〔ピカデリー・サーカスがある付近の教会の教区〕の救貧法を守るための委員会と面談し、上記の状況を説明した。報告の結果、翌日には井戸のポンプの取手が外された。

上記八三人の死亡者以外にも、九月二日に終わる週の最後の三日間に発症し、ミドルセックス病院や他の病院で死亡した人、あるいは週の最後の二日間に地元で死亡した人の多くは翌週まで登録されなかった。九月一日および二日に発生したコレラの確定死亡者は合計で一九七人であった。同時期にコレラを発症した多くの人も後に亡くなっている。そうした人々にブロード・ストリートのポンプ井戸の水使用について尋ねるべきだったが、当時私はロンドンの南部地区の調査に従事していて(それについては後述するが)、それができなかった。一方、その二、三週間後に、ゴールデン・スクエア付近であらためて調査を始めたとき、街に残っていた人たちの人口分布は大きく変わっていた。そのため、状況を完全に把握することは困難となっていた。しかし、地区内で登録されていた八三人の死亡者については、より詳細な調査が行われた。そのことで、結果が異なったとは考えられない。

よく使われていた井戸

私が把握できた追加の事実も、上記事実と一致していた。ブロード・ストリートの井戸の水を飲んでいないと思われる少数の患者についても、亡くなった人が友人たちの知らないところでその水を飲んでいた可能性はある。周囲のパブでは、蒸留酒を薄めるのに井戸の水を使っていたし、夕食を食べるためのレストランやコーヒーショップでも、パブと同じように、夕食時に問題の井戸の水を提供していた。近所の機械工らが頻繁に通っていたコーヒーショップの店主が、自分は、すでに九人の客が死んだことを知っていると、九月六日に私に教えてくれた。また、この井戸の水はスプーン一杯の泡立つ粉を入れて、シャーベットという名で小さな店で売られてもいた。それ以外にも、私の知らない他の方法で流通していた可能性はある。ロンドンの人口の多い地域のポンプ井戸と比較しても、ここの井戸は通常よりもはるかに高い頻度で使用されていた。

ブロード・ストリート周辺の状況観察

このコレラの突発的流行には、言及すべき必要がある特定の状況が存在する。ポーランド・ストリートの救貧院は、住民の四分の三以上がコレラで死亡した家々に囲まれているが、入所者五三五人のうちコレラで亡くなったのは五人だけだった。それ以外の死亡者は、発症後に救貧院へ入所した人であった。救貧院には、グランド・ジャンクション水道会社からの水供給に加え、敷地内に井戸があったため、救貧院の人がブロード・ストリートに水を汲みに行くことはなかった。もし、救貧院の死亡率が三方を取り囲む通りの死亡率と同じだったとしたら、一〇〇人以上の人が死んでいなくてはならない。

ブロード・ストリートには、井戸近くにビールの醸造所があるが、そこでコレラによって死亡した人はいなかった。私は、工場所有者のハギンズ氏を訪ねた。彼は、自分のビール工場には七〇人以上の従業員がいるが、誰一人としてコレラを発症した人はいない(少なくとも重症のコレラは)と教えてくれた。コレラ流行時に、不調を訴えた人は二人いたが、それも深刻なものではなかった。従業員たちにはビールが配られていて、水はまったく飲んでいないとハギンズ氏は考えていた。少なくとも、従業員がブロード・ストリートにある井戸から水を汲んだことはないと言った。ビール工場にはニュー・リヴァー水道会社からの水に加えて、深い井戸があった。

一方、ブロード・ストリート三七番地の打栓製造所〔ビールの栓を作る工場〕では、二〇〇人ほどの従業員が働いていたが、敷地内には二つの貯水槽があり、ブロード・

ストリートにある井戸から常に水が供給されていて、飲みたい人が飲めるようになっていた。これら従業員のうち〔水を飲んだ〕一八人はコレラを発症し自宅で死亡した。一六人が男性で、二人が女性だった。

マーシャル氏の報告

グリーク・ストリートの外科医マーシャル氏は、ブロード・ストリート八番地と九番地にある歯科材料工場で働いていた七人の従業員が自宅で亡くなったことについて調べてくれた。彼らはみな、井戸から水を飲む習慣があり、通常、一日に一、二回、半パイント〔約二八〇ミリリットル。イギリスでは一パイントは五六八ミリリットル〕の水を飲んでいた。一方、敷地内に居住しているが、井戸の水を飲む習慣のなかった二人は下痢をしただけだった。マーシャル氏はまた、セント・ジョンズ・ウッドに住んでいた陸軍の士官がウォーダー・ストリートに食事に来て、夕食時にブロード・ストリートの井戸の水を飲んだという事例を教えてくれた。彼はコレラを発症し、数時間以内に死亡した。

マーシャル氏は次のような事例も紹介してくれた。以下の三つの事例では三六時間から四八時間の潜伏期間があり、興味深いものである。バーウィック・ストリートのベンティンク・ストリート一三番地に暮らす妊娠八か月で二八歳の女性は、九月三日の日曜日にブロード・ストリートの井戸に(普段はここの水を飲む習慣はなかったが)水を汲みに行った。一家は翌日、グレーヴセンド〔ケント州北西部にある町〕に移った。彼女は、火曜の朝七時にコレラを発症し、連続した発熱のため、出産後の九月一五日に死亡した。二人の子どももその水を飲んでいて、母親と同じ日にコレラを発症したが回復した。

フレイザー博士の報告

オークリー・スクエアのフレイザー博士の厚意で、次のような状況が明らかになった。健康状態の良くないある紳士が、ブライトンからポーランド・ストリート六番地にいる弟の見舞いに行った。ところが、弟はコレラを発症し、一二時間後の九月一日に死亡していた。紳士は弟が亡くなった後に到着したため、遺体とは対面していない。紳士は弟の家に二〇分ほど滞在し、ランプステーキを食べながら、小さなタンブラーに入ったブランデーと水を飲んだ。その水は、ブロード・ストリートの井戸から汲み上げられた水だった。紳士はペントンヴィル〔ロンドン中心部北の地域〕に行き、翌九月二日の夕方にコレラを発症し、その翌日の夕方に死亡した。

フレイザー博士は、ブロード・ストリートのポンプ井戸とコレラの発生との関連を証明する上で、おそらく最も決定的と思われる状況を教えてくれた。九月九日付の『出生・死亡週報』には、ハムステッド地区〔ロンドン中北部の地区〕での死亡例として次のような記録がある。「九月二日、ウエスト・エンドで、五九歳になる打栓職人の寡婦、下痢二時間、コレラ一六時間」。

女性の息子は、女性はブロード・ストリートの近所には何か月も行っていないと話していたが、ブロード・ストリートからウエスト・エンドまで毎日荷車が通っていて、女性はその荷車でブロード・ストリートの井戸の水を大瓶に入れて運ぶのを習慣にしていた。八月三一日木曜日に汲み上げた水を、女性は同じ日の夕方と金曜日に飲んだ。上記の登録簿に記録されているように、女性は金曜日の夕方にコレラを発症して土曜日に死亡した。女性を訪ねてきた姪もその水を飲んだ。その姪は、イズリントン〔シティ・オブ・ロンドンの北に隣接する地区〕の高台にある、コレラ流行がない地区の自宅に戻った後、コレラを発症して死亡した。当時はウエスト・エンドにも、また姪が亡くなった場所〔イズリントン〕にもコレラの流行は見られなかった。二人の他に、ハムステッドのウエスト・エンドでブロード・ストリートのポンプ井戸の水を飲んだのは一人の使用人だけだったが、彼女はコレラを発症しなかった。少なくともひどいコレラの症状を発することはなかった。流行当時、ブロード・ストリートの井戸の水を飲んだ人は多くいたが、コレラを発症しなかった人もまた多数いた。しかし、そのことは、水の影響に関する事実を弱めるものではない。いくつかの理由があるが、それについては本書の別の場所で詳しく述べる。

死亡者の分布図

この致命的なコレラの突発的流行で私が確認できた死亡者について、添付の地図〔地図1〕に記載しておく。ブロード・ストリートの近くから避難した後で、病院で死亡した人にいくつかの記載漏れがあることは確かだ。避難した人の家の数は記録されていないので不明である。事実、セント・ジェームズ救貧院に移された後に亡くなった人の住所は記録されていない。裁判所主事事務所〔マスターズ・オフィス〕への申請をもとに、私が記録を入手できたのは一部の患者だけだった。というのも、多くの場合、人々はひどく消耗していたため、救貧院入所時には、自分自身のことについて説明ができなかったからだ。地域でコレラに罹患した労働者やその他の人、ロンドン各地で死亡した何人かの場合、正確な住所の記載が死亡届にはなかった。ブロード・ストリートから避難してすぐ、田舎で亡くなった人の話を聞いたことがある。もちろん、私が確認できていない例はいくつもあるはずだ。この厄災の全容は、決して知ることができないだろう。しかし、いま述べた〔データの〕欠損が、患者発生地図の正確さを損なうものではない。もし、数人の患者の所在が追加されたとしても、それらは既知の発生例と同じ割合で、流行地域に分布するに違いない。

地図上の点線〔原書の地図では一点鎖線で描かれている〕は、セント・ジェームズにあるゴールデン・スクエアとバーウィック・ストリートの地区を囲んでいる。ウォーダー・ストリートからディーン・ストリートまで延びるソーホーのセント・アンズ地区の隣接部分、そしてメアリルボーン・ストリート、ティッチフィールド・ストリート、グレートウインドミル・ストリート、ブルーワー・ストリートに囲まれたセント・ジェームズ・スクエアの地区の一部を取り囲んでいる。八月一九日から九月三〇日までの六週間に登録されたコレラによる死亡者は、すべてこの地域内からのものであった。

同様に、ミドルセックス病院に移送された人々についても、地図上には、患者が発生した家、または死亡が見られた家が黒線で示されている。*

*この突発的流行に関連した各死亡者の詳細は、九月一六日までの総登録官の『週報』に記載されていた。私は、総登録官および地区登録官の厚意により備忘録を入手した。

これらに加えて、ユニヴァーシティ・カレッジ病院やチャリング・クロス病院、あるいはロンドンの各所に移送された人のうち亡くなった人で、正確な住所が『死亡週報』に記載されているか、あるいは私の個人的な調査によって住所が明らかになった人は、地図上に示されている。

ブロード・ストリートのポンプ井戸に加えて、当時人々が利用していた周辺のポンプ井戸もすべて地図上に表示している。カーナビー・ストリートの端にあるマールボロ・ストリートのポンプ井戸の水はあまりにも汚いものであったため、多くの人がこの井戸の使用を避けていた。そのことは明記しておく。九月の初めにこの井戸の近くで亡くなった人は、ブロード・ストリートの井戸の水を飲んでいた。ルパート・ストリートの井戸に関しては、地図上では近くにあるいくつかの通りが、実際には、回り

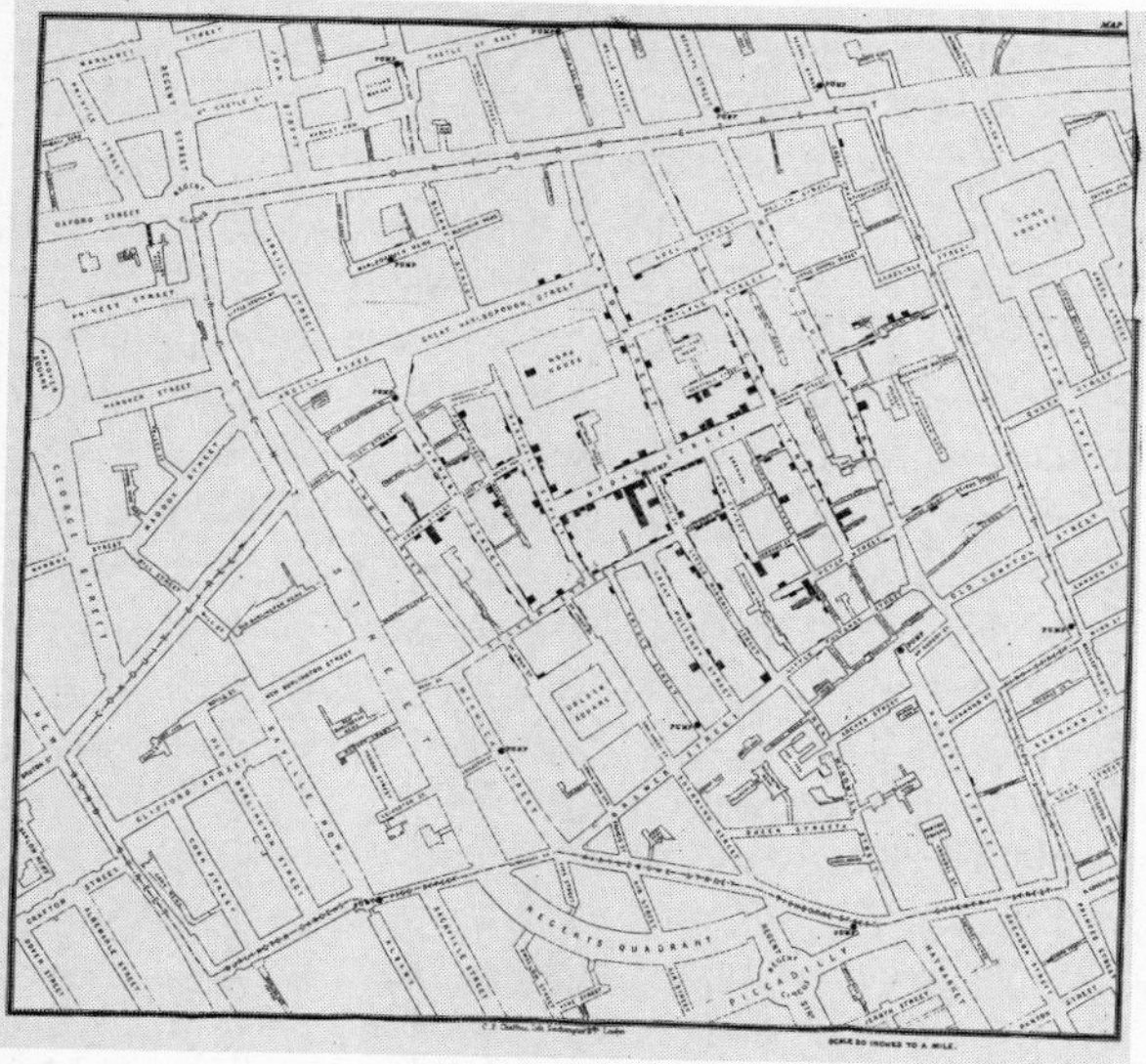

地図1　1854年8月19日から9月30日までのゴールデン・スクエアのブロード・ストリートおよびその周辺地域でのコレラ死亡者を示す．各死亡者に対応した黒い印または棒はコレラによる致命的被害が出た家を示す．地図にはまた，使用されていたブロード・ストリートおよびその周辺のすべてのポンプ井戸の場所も示している．

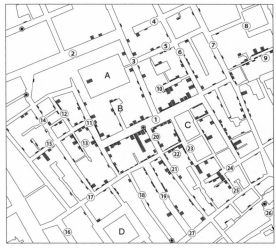

訳者による補図　原図からブロード・ストリート周辺をクローズアップした．◉ポンプ井戸，①ブロード・ストリート，②グレートマールボロ・ストリート，③ポーランド・ストリート，④ノエル・ストリート，⑤ポートランド・ストリート，⑥バーウィック・ストリート，⑦ウォーダー・ストリート，⑧グレートチャペル・ストリート，⑨セント・アンズ小路，⑩ベンティンク・ストリート，⑪マーシャル・ストリート，⑫ウエスト・ストリート，⑬マールボロ・ロウ，⑭カーナビー・ストリート，⑮クロス・ストリート，⑯ワーウィック・ストリート，⑰シルヴァー・ストリート，⑱ブライドル・ストリート，⑲グレートプルトニー・ストリート，⑳ケンブリッジ・ストリート，㉑リトルウインドミル・ストリート，㉒プルトニー小路，㉓ニュー・ストリート，㉔ピーター・ストリート，㉕グリーンズ小路，㉖ルパート・ストリート，㉗ブルーワー・ストリート，A：救貧院，B：デュフールズ・プレイス，C：ビール醸造所，D：ゴールデン・スクエア．

（地図トレース：鳥元真生）

道になっているためかなり離れていることに気づくだろう。こうした状況を考慮に入れると、ブロード・ストリートのポンプ井戸よりも別の井戸に行った方が明らかに近い場所では、死亡者数が大幅に少ないか、死亡者がまったくない状況にある。また、問題の水がより容易に得られる井戸の近くで最も多くの死者が出ていることにも気づくかもしれない。ポンプ井戸がある大きく開けた通りが最も被害を受け、次はそこから分岐する通り、とくにブロード・ストリートに近い通りが被害を受けた。ポーランド・ストリートの南半分の死亡者数が他の通りよりも少なかったとしたら、それはブロード・ストリートからつづくこの通りに住人が少なかったからに違いない。

井戸から離れた場所での死亡例

死亡者が地図上の離れた場所に散らばっている例もあるが、こうした例はポンプ井戸に近い場所で罹患したのだろう。ノエル・ストリートのフィリップズ小路からミドルセックス病院に運ばれた家具職人は、ブロード・ストリートで働いていた。同じようにノエル・ストリートで亡くなった少年は、ポンプ井戸の前を通ってブロード・ストリートの端にある学校に通っていたので、おそらくその井戸の水を飲んだのだろう。

リージェント・ストリートのヘドン小路六番地で亡くなった仕立屋は、ブロード・ストリートでほとんどの時間を過ごしていた。ヘドン小路一〇番地から病院に運ばれた女性は、マーシャル・ストリートでコレラによって亡くなった人を看病していた。ハム・ヤードで亡くなった少女と、グレートウインドミル・ストリートのエンジェル小路で亡くなったもう一人の少女は、ブロード・ストリートのデュフールズ・プレイスの学校に通っており、問題の井戸の水を飲む習慣があった。また、ネイラーズ・ヤードからの児童や他の児童は、デュフールズ・プレイスの学校、あるいはブロード・ストリートのポンプ井戸近くにある学校に通っていた。オックスフォード・ストリートのグレートチャペル・ストリート二番地で亡くなった女性は、病気になる前の二日間をポンプ井戸の近くの洗濯屋で働いていて、仕事中に多くの水を飲んでいた。飲んだ水は、時には問題の井戸からのもの〔直接汲んだもの〕で、時には貯水槽からのものだったという。

被害に遭った地区の住民構成

コレラが突発的に発生したこの地区では、異なる種類の通りや家が並んでいた。ポーランド・ストリートとグレートプルトニー・ストリートは、一家族で一戸を所有する家が多く、ハズバンド・ストリートとピーター・ストリートは貧しいアイルランド人が主に居住し、残りの通りはその中間だった。死亡者数は、すべての階級間でその居住人数に比例していた。地区の登録報告書では、親方と職人が区別できないが、私の観察からすれば、六〇〇人以上の死亡者のうち、商人やその他の住居を所有する家族の人数は一〇〇人ほどだったと思う。この地区から避難した一〇五人は、ミドルセックスのユニヴァーシティ・カレッジ病院や他の病院で死亡した。二〇六人はセント・ジェームズ教区の費用で埋葬された。後者の数には、病院で亡くなった人が多く含まれており、貧しい人とは程遠く、場合によっては、この惨禍とは無縁だった友人たちによって埋葬された人も含まれている。死亡した人の大部分は、ボンド・ストリートやリージェント・ストリート周辺の店で働く仕立屋やその他の職人、およびその妻や子どもたちであった。彼らは主に週単位で部屋を借りて生活していた。

突発的流行の経過

次の表〔表1〕は、この恐ろしいコレラの突発的流行を時系列で示している。

表1

日付	致死的コレラ発症の人数	死亡者数
8月19日	1	1
20日	1	0
21日	1	2
22日	0	0
23日	1	0
24日	1	2
25日	0	0
26日	1	0
27日	1	1
28日	1	0
29日	1	1
30日	8	2
31日	56	3
9月1日	143	70
2日	116	127
3日	54	76
4日	46	71
5日	36	45
6日	20	37
7日	28	32
8日	12	30
9日	11	24
10日	5	18

日付	致死的コレラ発症の人数	死亡者数
9月11日	5	15
12日	1	6
13日	3	13
14日	0	6
15日	1	8
16日	4	6
17日	2	5
18日	3	2
19日	0	3
20日	0	0
21日	2	0
22日	1	2
23日	1	3
24日	1	0
25日	1	0
26日	1	2
27日	1	0
28日	0	2
29日	0	1
30日	0	0
日付不明	45	0
合計	616	616

上表の死亡者数は、地図を描く際に先の情報源から集計したものだ。しかし、家の番地がわからないために、地図から省略された死亡者が表には何人か含まれている。ミドルセックス病院で死亡した八〇人以上に関しては、発症日の記録をシブリー氏の厚意で正確に入手できた。病院の記録には入院した時間だけでなく、それまでの病気の経過も記載されていた。他のいくつかの例では、私自身が発症時間に関して正確な情報をもっており、残りの例では、死亡した日から病気の期間を差し引いて計算した。病気の経過が一二時間を超えない場合、発症は同日に始まったとみなし、病気が一二時間を超えるが三六時間を超えない場合、発症は前日に始まったとして、計算をつづけていった。病気が四八時間を超えていた場合、その期間は一般的に日数で与えた。したがって、発症日から差し引いた日数を示した。このやり方では、常に発症の正確な日付が与えられるわけではないが、時間や日付が表に記載されるのでない限り、正確な日付が与えられた場合とおそらく同じくらい価値がある。前駆性の下痢を発症した場合、その期間は死亡日から差し引かれた。実際には、癆《ろう》〔結核などの消耗性疾患〕やチフス熱のように、患者が別の病気にかかっていた二、三の例を除いて、発症は最初の不調開始時となっている。病気の期間が証明されていなかったり、登録簿に記載されていなかったりしたものが四五例あった。こうした症例では、発症時間は結果的に不明である。また、これらの人々の大半は、九月の最初の日に、流行が最高潮に達した時期に死亡している。こうした人も、この時期に亡くなった人と同じように、短期間に死亡したことはほぼ間違いない。

八月三一日に発症した五六例のうち、その日の夜遅くまでに罹患した者はほとんどいなかった。地区に住む医師から教えてもらったところ、患者の急増は突然で、八月三一日から九月一日にかけての夜間に始まったという。突発的流行の最初の三日間に発症した例では、前駆性の下痢はほとんど見られなかった。何人かの医師によれば、彼らが診察した患者で、回復に至った者はほとんどいなかったという。

一日のうちで最多の患者発生は、突発的な流行が始まった直後の九月一日に見られた。翌日、発症者数は一四三人から一一六人へと低下し、翌日は五四人へと減少した。井戸上の表を見れば、日に日に新たな発症者数が少なくなっていったことがわかる。井戸のポンプの取手を外した九月八日の発症者数は一二人だった。それが、九日には一一人、一〇日には五人、一一日には五人、一二日には一人となった。その後、一日に四人を超える発症者数があった日はない。流行減少期には、発症者数よりも死亡者の方が多くなっている。それは数日間連続して発熱していた多くの人が死亡したからだ。

不純物を含む水

前述したように、人口逃避によって死亡者が大幅に減少したことは間違いない。一方で、井戸水の使用が停止される前に発症者数は減少している。したがって、井戸にコレラの毒素がまだ活発な状態で含まれていたのか、それとも何らかの原因で、それらが水の中からなくなっていったのかを判断することはできなかった。井戸のポンプは開放されていた。管理人のファレル氏は、井戸のレンガには、不純物が侵入するような穴や隙間はなかったと、私に教えてくれた。この点では、水の汚染は、前に参照したいくつかの事例に詳述されているような、物理的理由によって起きたわけではなかった。井戸は二八から三〇フィート〔約九メートル〕の深さで、砂利層を抜けて下の粘土層に至っていた。井戸から数ヤード以内を通る下水道は、地表から二二フィート下〔約七メートル下〕にあった。コレラが発生したときの井戸水には、不純な有機物が含まれており、肉眼でよく見ると白っぽい微細な羊毛状のものが含まれていたことは先に述べたとおりだ。この水の一部を顕微鏡で調べてくれたハッサル博士によると、これらの羊毛状のものは有機的な構造をもたず、他の物質の分解によって生じたものではないかということだった。博士はまた、水の中に非常に微細な楕円形の小動物を大量に発見したが、それらが生息する際に見られる有機物が水の中に含まれることが証明されなければ、これはあまり重要な所見とはいえない。また、この井戸水には大量の塩化物が含まれていて、それは、井戸が不純な水源であることの証拠でもあった。ブロード・ストリート三七番地にある雷管工場のイリー氏は、以前から水を二日間ほど置いておくと、臭いも味も不快になると教えてくれた。これが下水に汚染された水の特徴であることも先に述べたとおりである。数か月前から、水を数時間置いておくと表面に膜ができることに気づいていた人もいた。

グールド氏の証言

私は、コレラが突発的に発生した時期に、水の性質に何か変化があったかどうか、多くの人に訊いてみた。回答は、変化はなかったというものだった。しかしその後、私はこの点について、次のような重要な情報を得た。著名な鳥類学者のグールド氏†は、ブロード・ストリートのポンプ井戸の近くに住んでいて、その水を飲む習慣があった。

グールド氏はコレラの流行が始まったとき、町を離れていたが、九月二日土曜日の朝に帰宅した。帰宅後すぐに彼は水を求めて井戸に行ったが、井戸の水は完全に透明で新鮮であったにもかかわらず、不快な臭いを放っていたことに驚いたという。グールド氏はその水を一滴も飲まなかった。グールド氏の助手のプリンス氏も水の不快な臭いに気づいていたという。一方、グールド氏の使用人は、毎日その井戸の水を飲み、八月三一日にはかなりの量を飲んだ。その結果、九月一日早朝にコレラを発症したが、最終的には回復した。

†(訳者注) ジョン・グールド(一八〇四―一八八一)。『鳥類図譜』で知られ、彼が描いたフィンチの絵はダーウィンの進化論に影響を与えた。

放置された汚物溜

不純物が下水道か排水溝、あるいは近所にいくつか存在する汚物溜から来たものか否かは、私にはわからない。著名な技術者から聞いた話によれば、粘土層の中に設置された汚物溜の場合、六~八か月に一回は空にしなければならないが、砂利層の中に設置されている場合は、可溶性の物質は浸透によって地下水に溶け出していくので、空にすることなく二〇年間も放置されることがあるという。このポンプ井戸から遠くないところでは、大規模な突発的流行が始まる直前にもコレラによる死者が出ていたこと、汚物溜が井戸よりも地中で数フィート上にあること、井戸水の中の不純物に患者の排泄物が含まれていたことなどから考えれば、汚物溜はそのように放置されていたと結論せざるをえない。それは他の事実や検討事項から導き出されたものである。この井戸に関して重要な点は、この水は完全に純粋であると言って多くの人が飲んでいたということ、そして事実、同じ教区のコレラの伝播に関与していない、いくつかの井戸の水よりも少量の不純物しか含んでいなかったということだ。これらから結論づけられることは、コレラを発生させるに十分な毒素量はきわめて少量であり、町にある〔汚物溜よりも〕浅い井戸は、その地域での評判がどうであれ、〔コレラの原因として〕疑いの目で見るわけにはいかないということになる。

迷信に追随してしまう人たち

コレラ患者の排泄物でブロード・ストリートの井戸の水が汚染されたという推測は、セント・ジェームズ教区での恐るべきコレラの突発的流行を正確に説明する。一方で、病気の性質や原因についての仮説を説明するものではない。多くの人は、この地域の疫病の深刻さは、同じ病気に対するロンドンという都市の耐性と関係しているという考えを信じていた。すなわち、それまで荒れ果てていた近隣の排水溝が、約半年前に整備されたことが原因ではないかと考えていたのである。しかし、バザルジェット氏〔ジョセフ・バザルジェット。一八一九―一八九一。土木技師〕は委員会への報告書のなかで、新しく下水道が整備された通りは他よりも被害が少ないと述べている。地図を参照すれば、この指摘が正しいことがわかる。今年〔一八五四年〕二月に下水道が修理された通りは、ソーホーのブルーワー・ストリート、リトルプルトニー・ストリート、ディーン・ストリートだったと記憶している。医療関係者以外の多くの人は、コレラの突発的流行は、約二世紀前にペストで死んだ人たちを埋葬した墓穴に起因すると考えていた。ペスト患者を埋めた墓穴がブロード・ストリートの近くにあったとしたら、彼らは間違いなくまだその考えに固執していただろう。しかし、墓穴はリトルマールボロ・ストリートにあると言われている。そこはコレラによる主な死亡者が発生した地域の外であった。下水道からの臭気が通りや家に流れ込むことについては、ロンドンや他の町にも共通した問題で、この突発的流行が発生した場所の下水や排水だけの特徴というべきものではない。サフラン・ヒルや他の地域も悪臭に悩まされていたが、コレラの被害は非常に軽いものだった。

デトフォードでの突発的流行

ちょうどコレラがゴールデン・スクエアのブロード・ストリート付近で大流行したとき、デトフォード〔テムズ川南東岸、サウス・ロンドン〕でも同じような激しい流行が見られた。しかし、それはより限定的なものであった。約九〇人の死亡者が数日の間に、ニュー・ストリートの北端と、隣接するフレンチ・フィールズのあいだに位置する四〇〜六〇軒の小さな家々で発生した。デトフォードには、ケント水道会社がレイヴンズボーン川から良質の水を供給していた。テムズ川の取水口であるデトフォード・クリークから手桶で水を汲んでこなければ水を得られない、一部の貧しい人々の間でコレラが発生したこと以外、この突発的流行が起こるまで、そこでコレラが発生したことはほとんどなかった。ところが、大規模な突発的流行の直前には、ニュー・ストリートやその近くで数人の患者が発生していた。九月一二日に現地へ調査に行くと、コレラによる死亡者が出た家ではケント水道会社から供給された水を使用しており、他の水道会社の水を使ったことはないことがわかった。しかし、水道栓を開いてから最初の数週間は、水は汚物溜のような臭いがして石鹸のように泡立ち、非常に不快な状態だったと住民たちは教えてくれた。最初の二、三杯の水は捨て、澄んだ後のものを使用するというのが習慣であったという。一方で、コレラがこのように発生しなかった周辺のウェリントン・ストリートやオールド・キング・ストリート、あるいはヒューズ・フィールズを調べてみると、水〔の性質〕には変化がないこともわかった。そのため私は、水道栓がまだ開いていない間に、突発的流行が起こった地域に水を供給する水道管で水漏れが発生したと結論づけた。水道管の中の一部に空隙ができると、そこにガスが入り込み、水に変な味をつけることが知られている。ニュー・ストリートあるいはフレンチ・フィールズには下水道がなかった。あらゆる種類のごみが、水道管の敷かれた地面の上を満たしていた。〔水道から出てくる〕最初の部分を捨てた後の水に、隣接する通りに供給される水よりも多くの有機物が含まれていることもわかった。硝酸銀を加えて光に当てると、そこの水は近くの水よりも深い褐色を呈した。

水道水とコレラの関係

上に述べた、水を介したコレラ伝播の例はすべて、井戸の水、あるいは供給の限られた水が汚染された結果起きたことがわかった。こうした汚染によって起きたコレラの発生は、突発的で激しいものではあったが、範囲は限定的なものでもあった。一方、河川の水が船上から放出されたコレラ患者の排泄物で汚染されると、病気は突然かつ暴力的ではないが、はるかに遠くまで広がることもわかった。水道会社が蒸気機関と水道管を用いて川の水を供給する場合にはなおさらだった。コレラは以前にも指摘された理由から、貧しい人々でにぎわう路地などで長く生き残る傾向にある。飲用水がコレラ流行の原因でない場合に、コレラが地域のすべての階級間で広がった例を私は知らない。ロンドンでのコレラの流行はそれぞれ、各地区の水道の質と密接な関係があるが、貧困や人口の密集、あるいは清潔さの欠如によって多少変化する。

次の表〔表2〕は、一八三二年のロンドンのさまざまな地区でのコレラ死亡者数と、当時の水供給の状況を示している*(次頁を参照)。

*死亡者数は一八四七年の『メトロポリタン衛生委員会第一回報告書』から、水供給は主に一八三五年のウィリアム・マシューズによる『水理』という著作から得ている。

水 供 給
サザーク水道会社(テムズ川ロンドン橋から取水．濾過なし．貯水池での沈澱なし)
主としてランベス水道会社(ハンガーフォード・マーケット対岸のテムズ川から取水．濾過なし．貯水池での沈澱なし)
主としてサウス・ロンドン水道会社(ハンガーフォード・マーケット対岸のテムズ川から取水．濾過なし．貯水池での沈澱なし)
サウス・ロンドン水道会社，およびテムズ川側溝
{ イースト・ロンドン水道会社(オールド・フォードのリー川から取水)
{ ニュー・リヴァー水道会社(主としてさまざまな湧き水やリー川のハートフォード・シャーから取水．時に，ブラックフライアーズ橋近くのテムズ川ブロークン・ワーフから取水)
ニュー・リヴァー水道会社，およびイースト・ロンドン水道会社
チェルシー水道会社(テムズ川チェルシーで取水．貯水，濾過あり)
{ チェルシー水道会社，およびグランド・ジャンクション水道会社(テムズ川チェルシーで取水．貯水あり)
{ ウエスト・ミドルセックス水道会社(テムズ川ハマースミスで取水．貯水あり)
{ ウエスト・ミドルセックス水道会社，ニュー・リヴァー水道会社，およびハムステッド水道会社

水供給を受けているところがある。

表 2　（訳者注）〔　〕内の数値は訳者による検算結果.

地　　区	人　口	コレラによる死亡者数	人口1万人あたりのコレラによる死亡者数	
セント・ジョージ セント・オレーヴ，サザーク セント・セイヴィア，サザーク	77,796	856	110	
クライストチャーチ，サザーク	13,705	35	25	
ランベス	87,856	337	38	
ニューイントン	44,526	200	45	
カンバーウェル	28,231	107	37	
バーモンジー	29,741	210	70	
ロザーハイズ	12,875	19	14	
ベスナルグリーン	62,018	170	27	
セント・ジョージ東部	38,505	123	31	
ポプラ	25,066	107	42	42
ステップニー	78,825	225	28	
ホワイトチャペル*	52,848	470	88	
クラーケンウェル	47,634	65	13	
セント・ジャイルズ	52,907	280	52	
ホルボーン	27,334	46	16	
イズリントン	37,316	39	10	34
シティ	55,798	359	64	
イーストおよびウエスト・ロンドン	回答なし	――	――	
セント・ルークス	46,642	118	25	
ストランド	9,937	37	37	
ハックニー	7,326	8	10	
ショーディッチ	68,564	57	8	
ウエストミンスター	124,585	325	26	
セント・ジョージ，ハノーヴァー・スクエア	58,209	74	12	15
ケンジントン	75,130	134	17	
セント・メアリルボーン	122,206	224	20〔18〕	
セント・パンクラス	103,548	111	10	

＊ホワイトチャペル地区ではごくわずかにニュー・リヴァー水道会社から

この表は、サザーク〔ロンドン中心部テムズ川南岸の地区〕の大部分には、他のどの地区よりも質の悪い水が供給されていたこと、コレラによる死亡率が他のどの地域よりも高かったことを示している。他の南部地区にはテムズ川上流で得られた水が供給され、不純物が少なかった。したがって、コレラの発生は限定的だった。一八三二年、オールド・フォード〔そこには多くの人が使っていた下水があった〕において、リー川〔テムズ川の支流〕から取水し、その水の供給を受けていたテムズ川北側の東地区は、ロンドン北側の他の地域よりも大きな被害を受けた。なかでもホワイトチャペルはどこよりも流行に苦しめられた。それは、そこが貧しく密集していたからというわけではなく、テムズ川の近くに住み働いていた船員や石炭運搬人、その他の人たちが、仕事の合間に川の水を直接飲んでいたからだった。テムズ川を仕事場としていた人のなかで、コレラで死亡した人が一三九人いた。コレラの流行は、ニュー・リヴァー社が水を供給する地区の大半では軽く終わったが、セント・ジャイルズは例外で、それは、貧民街があった小教区内で共同宿泊施設が過密だったためと考えられる。一八三二年には、シティ・オブ・ロンドンも大きな被害を受けた。ブロークン・ワーフでは蒸気機関を使ってテムズ川から水を汲み上げていた。その水はシティに供給されたが、ニュー・

リヴァー社によって供給されていた高台の地区には供給されていなかった。その蒸気機関が一八三二年当時も実際に使用されていたとすると、当時のシティのコレラによる高い死亡率は説明できる。ただし、確証はない。しかし、数年後にもまだ時々、その蒸気機関が使われていたことを私は知っている。

ウエストミンスターは、一八三二年当時、同じ水を使用していたハノーヴァー・スクエアのセント・ジョージ教区やケンジントンよりも多くの被害を出した。これは、人々が貧しく密集していたことが原因だった。水を介して感染したコレラの症例数は、どの地区でも同じであったろう。しかし、ある地区では他の地区よりも人から人へと病気が広がったのだ。

ロンドンにおける水道網の変化

一八三二年から一八四九年の間に、ロンドンの水供給には多くの変化が起こった。サザーク水道会社はサウス・ロンドン水道会社と合併し、サザーク・アンド・ヴォクソール水道会社となった。ロンドン橋の給水場は廃止され、新会社はヴォクソール橋から約一・五マイル〔二・四キロメートル〕上流のバタシー・フィールズでテムズ川から取水した。一方、ランベス水道会社は、ハンガーフォード・マーケットの向かい側で取水をつづけていたが、ブリクストンにも小さな貯水池を作っていた。

こうした変化が水道会社によってもたらされる一方で、より大きな変化は人口の増加によってもたらされた。また、さらにそれよりもはるかに大きな変化は、汚物溜の廃止とそれに代わる水洗トイレの一般家庭への普及だった。一八四九年のテムズ川のバタシー・フィールズの水は、一八三二年のロンドン橋周辺の水よりも汚れていた。サウス・ロンドン水道会社がランベス水道会社の水道管から二マイル〔三・二キロメートル〕以内に水道管を敷設することを禁止する条例は一八三四年に廃止され、以来、二つの会社は長年にわたって活発な競争を繰り広げてきた。その結果、ランベス水道会社と〔後身の〕サザーク・アンド・ヴォクソール水道会社の水道管は、ロンドン南部地区のいくつかの地域で同じ通りを通ることになった。一八四九年の時点では、両社の水汚染は同程度で、そのためこうした状況も当時はそれほど重要ではなかった。しかしそれはその後、非常に重要な結果をもたらすことになる。そのことについては後述する。

テムズ川北岸では、水道会社とそれが供給する地区に変更はなかったが、取水場所にはいくつかの変更がみられた。イースト・ロンドン水道会社は、オールド・フォードでの取水を中止し、リー橋上流にあるリー川から取水を始めた。そこは波の影響がなく、アッパー・クラプトン〔イースト・ロンドンにある地区〕の一部地域を除けば、下水道からも離れていた。グランド・ジャンクション社は、チェルシーからブレントフォードへ取水場を移し、そこに大規模な貯水池を作った。ニュー・リヴァー社はテムズ川から取水するための蒸気機関を完全に廃止した。他の水道会社の水供給体制は一八三二年と変化はなかった。

水道会社の水と死亡率の関係

添付の表（その三）〔表3〕は、一八四九年のロンドンのさまざまな地区におけるコレラ死亡率を水供給とともに示したものである。また、一戸あたりの住宅や店舗の年間評価額は、過密状態やその逆の状態を判断する基準として示されている。コレラによる死亡者数と家の評価額は、総登録官事務所のファー博士の『一八四九年のコレラに関する報告』から引用している。水供給は会社名だけで表示されているが、先に供給源の説明をしたのでこれで十分であろう。それ以上に必要なものがあるとすれば、ケ

表3 1849年のロンドン地区，水供給およびコレラによる死亡者数(地区はコレラによる死亡率が高い順から示す)．(訳者注)〔　〕内の数値は訳者による検算結果．

地区	1849年の人口	コレラによる死亡者数	人口1万人あたりの死亡者数	1戸あたりの住宅・店舗評価額(ポンド)	水供給
ロザーハイズ	17,208	352	205	4,238	サザーク・アンド・ヴォクソール(S&V)水道会社，ケント水道会社，テムズ川側溝
セント・オレーヴ，サザーク	19,278	349	181	4,559	S&V社
セント・ジョージ，サザーク	50,900	836	164	3,518	S&V社，ランベス水道会社
バーモンジー	45,500	734	161	3,077	S&V社
セント・セイヴィア，サザーク	35,227	539	153	5,291	S&V社
ニューイントン	63,074	907	144	3,788	S&V社，ランベス社
ランベス	134,768	1,618	120	4,389	S&V社，ランベス社
ワンズワース	48,446	484	100	4,839	ポンプ井戸，S&V社，ワンドル川
カンバーウェル	51,714	504	97	4,508	S&V社，ランベス社
ウエスト・ロンドン	28,829	429	96	7,454	ニュー・リヴァー水道会社
ベスナルグリーン	87,263	789	90	1,480	イースト・ロンドン水道会社
ショーディッチ	104,122	789	76	3,103	ニュー・リヴァー社，イースト・ロンドン社
グリニッジ	95,954	718	75	3,379	ケント社
ポプラ	44,103	313	71	7,360	イースト・ロンドン社
ウエストミンスター	64,109	437	68	4,189	チェルシー水道会社
ホワイトチャペル	78,590	506	64	3,388	イースト・ロンドン社
セント・ジャイルズ	54,062	285	53	5,635	ニュー・リヴァー社
ステップニー	106,988	501	47	3,319	イースト・ロンドン社

チェルシー	53,379	247	46	4,210	チェルシー社
イースト・ロンドン	43,495	182	45	4,823	ニュー・リヴァー社
セント・ジョージ東部	47,334	199	42	4,753	イースト・ロンドン社
シティ	55,816	207	38	17,676	ニュー・リヴァー社
セント・マーチン	24,557	91	37	11,844	ニュー・リヴァー社
ストランド	44,254	156	35	7,374	ニュー・リヴァー社
ホルボーン	46,134	161	35	5,883	ニュー・リヴァー社
セント・ルークス	53,234	183	34	3,731	ニュー・リヴァー社
ケンジントン(パディントンを除く)	110,491	260	33	5,070	ウエスト・ミドルセックス水道会社, チェルシー社, グランド・ジャンクション水道会社
ルイシャム	32,299	96	30	4,824	ケント社
ベルグレイヴ	37,918	105	28	8,875	チェルシー社
ハックニー	55,152	139	25	4,397	ニュー・リヴァー社, イースト・ロンドン社
イズリントン	87,761	187	22	5,494	ニュー・リヴァー社
セント・パンクラス	160,122	360	22	4,871	ニュー・リヴァー社, ハムステッド水道会社, ウエスト・ミドルセックス社
クラーケンウェル	63,499	121	19	4,138	ニュー・リヴァー社
メアリルボーン	153,960	261	17	7,586	ウエスト・ミドルセックス社
セント・ジェームズ, ウエストミンスター	36,426	57	16	12,669	グランド・ジャンクション社, ニュー・リヴァー社
パディントン	41,267	35	8	9,349	グランド・ジャンクション社
ハムステッド	11,572	9	8	5,804	ハムステッド社, ウエスト・ミドルセックス社
ハノーヴァー・スクエアおよびメイフェア	33,196	26	8	16,754	グランド・ジャンクション社
ロンドン〔全体〕	2,280,282 〔2,322,001〕	14,137 〔14,172〕	62 〔61〕	—	

ント水道会社はレイヴンズボーン川から、ハムステッド社はハムステッドの貯水池と泉から取水していたことくらいであろう。

この表をひと目見ただけで、サザーク・アンド・ヴォクソール水道会社およびランベス水道会社が水を供給しているすべての地区では、コレラによる被害が他のどの地区よりも致命的であったことがわかる。下水道の内容物でかなり汚染されていたテムズ川から水の供給を受けていたのは、他にチェルシー社のみだった。しかし、ロンドンで最も瀟洒な地区に水を供給していたこの会社は、配水を始める前に多大な費用をかけて水を濾過していた。それによって、コレラの原因物質が取り除かれていたことは間違いない。一方、サザーク・アンド・ヴォクソール水道会社とランベス水道会社の二社は、浄水を行うことを公言していたが、非常に不純な状態でしか水を供給していなかった。ハッサル博士が検査したところ、〔コレラが流行した〕翌年でさえ、動物の毛や人間の消化管を通過したものが大量に見つかった。ロンドンの水道全般について、ハッサル博士は次のように述べている。

「ロンドンのサリー・サイド〔テムズ川南岸〕にある会社、すなわち、サザーク・アンド・ヴォクソール水道会社およびランベス水道会社は、テムズ川から水供給を受けるすべての会社のなかで最悪だ。」(『ロンドンに供給された水の顕微鏡的検査』ロンドン、一八五〇年)

ロンドン北部地区では、南部地区に比べてコレラの被害が少なかったが、主に貧困と人口密集の影響によって死亡率は低くはなかった。ニュー・リヴァー社は、取水の際に蒸気機関の使用を完全に止めていたので、その水に汚水は含まれていなかった。そのため、コレラの流行とは無縁だった。また、リー橋の上流にあるイースト・ロンドン水道会社の水もコレラ流行とは無関係だったと思われる。これは、ハマースミスでテムズ川から水供給を受けていたウエスト・ミドルセックス社も、ブレントフォードから取水していたグランド・ジャンクション社も同じだった。これらの水道会社はすべて大規模な沈澱貯水池を持っていた。先に述べたように、一八四九年には、チェルシー社が貯水池に水を留置し、慎重に水を濾過することで、水を無害なものにしていた可能性が高い。

一八四九年、ロンドンの一部地域はポンプ井戸の汚染に苦しみ、またテムズ川に近い地区では、住人がバケツを使って川の水を飲むことによってコレラが増加した。川で暮らしていた人たちは、他の人たちよりもコレラに苦しんでいた。バリー博士は、英国内科医師会への報告書のなかで、次のような質問をしている。*

「水の性質がコレラによる死亡率に大きな影響を与えるとすれば、ベルグレイヴ地区〔ロンドンの高級住宅街〕では一万人あたりの死亡者が二八人であったのに対し、同じチェルシー社から水供給を受けていたウエストミンスター地区では、一万人あたり六八人となっていたのはなぜだろう。また、両地区ともに、サザーク水道会社から水供給を受けていたにもかかわらず、ワンズワース地区〔サウス・ロンドンの地区〕の死亡率は〔一万人あたり〕わずか一〇〇人であったのに対し、セント・オレーヴ地区では一万人あたり一八一人であったのはなぜだろう。」

*〔この報告書の〕二〇六頁の表のなかでバリー博士は、ランベス水道会社が一八四九年にテムズ・ディットンから取水したとする間違いを犯している。彼らの工場がその場所に移されたのは一八五二年になってからであった。また、ロンドンの南部地区に水を供給している三つの会社の名前と身元を間違えている。

チェルシー水道会社の水については先に述べた。この会社の水がコレラ感染に関与していたかどうかは別として、ベルグレイヴ地区の高級住宅街よりもウエストミンスターの貧しい人々の居住区の方でコレラがより広がったという事実は、私が提唱しているこの病気の伝播様式と完全に一致している。コレラ毒素の媒体としての汚染水の影響を検討する際には、本稿の冒頭で説明したように、毒素が飲み込まれるための直接的な方法を常に念頭に置いておく必要がある。セント・オレーヴ地区とワンズワース地区に関して言えば、バリー博士は明らかに気づいていなかったことがある。セント・オレーヴ地区ではほとんどすべての家に水道会社からの水が供給されていたのに対し、ワンズワース地区では一部の家にしか水道会社の水は供給されておらず、大部分は井戸の水だけを利用していたことである。

再燃する流行

一八四九年のコレラ流行は、一八四八年の秋に始まった流行の継続あるいは再燃だが、きわめて注目すべき、そして注意を傾けるに値する第一例と結びつく、いくつかの出来事があった。一八四八年の秋、ロンドンでアジア的コレラと確定した最初の症例はハンブルク出身の船乗りのものであり、次の事例はその第一号患者が死んだ同じ部屋で起きたことはすでに述べた。この二例のコレラは、テムズ川に近いホースリーダウン地区で発生した。ホースリーダウン地区で二例目が発生した日の夕方、ランベス地区ローワー・フォア・ストリートで、一人の男性が病気になり、翌朝、死亡した。この事例がランベス地区で発生したのと同時に、川に近いチェルシー地区のデューク・ストリートにあるホワイト・ハート小路で、このあとつづく一連の事例の最初の患者が発生した。その一、二日後には、フリート・ストリートのハープ小路三番地で患者が発生した。次は一〇月二日に、ウーリッジ〔ロンドン東部の地区〕沖に横たわる廃船ユスティティア号内で発生した。その次はランベス地区ローワー・フォア・ストリートで、これは先のコレラが発生した場所から三軒しか離れていない。最初の一三例は、すべて先に述べた地域で発生している。一〇月五日には、スピタルフィールズ〔ロンドン中心部東の地区〕で二例確認された。

ランベス地区ローワー・フォア・ストリートの人々は、テムズ川にバケツを浸して水を汲んでいた。それ以外に水を得る方法はなかった。チェルシー地区ホワイト・ハート小路の住民も同様の方法ですべての用途の水を得ていた。路地には後に井戸が掘られたが、コレラ発生時には、川から入手する以外、水を得る手段はなかった。私は現場でそれを確認した。当時、フリート・ストリートのハープ小路の住民は、セント・ブライドのポンプ井戸から水を調達していた。井戸はその後、テムズ川から潮が流れ込むフリート水路の下水道とつながっていることが判明し、ファーリンドン・ストリートの外科医ハッチンソン氏の申し立てにより閉鎖された。ダブズ氏によれば、廃船のユスティティア号にはウーリッジ兵器庫から湧き水が供給されていたという。しかし、他の船は、日頃行われていたように、しばしばテムズ川のほとりで水を汲んでいたことは間違いない。

一八四九年夏に流行が再燃したとき、ランベス・チャーチ一区という小地区で最初の患者が発生したのは、ローワー・フォア・ストリートにおいてであった。六月二七日のことである。今年〔一八五四年〕の流行の始まりに際して、ランベスのいずれかの区域で発生した最初の事例（ロンドンで最も早いコレラ発生の一つだったが）は、アッパー・フォア・ストリート五二番地においてだった。ここでも住民はテムズ川から水を得る以外に方法はなかった。私はそれを、家々を訪ねて確認している。今年に入ってから発生した初期の事例の多くは、テムズ川内の水運業に従事する者たちのあいだで起こっていた。ワンズワース地区とバタシー地区での初期のコレラは、テムズ川から直接水を得ている人か、テムズ川が潮の満ち引きとともに流れ込む小川から水を得ている人のあいだで発生した。それは、テムズ川の水を介してコレラが伝播するという予想とも、川から直接水を汲み上げている人の方が、水道会社から水を得ている人よりも早く被害を受けるという予想とも一致している。

水質改善による効果

ロンドンでは一八四九年後半から一八五三年八月までの間、コレラの流行がなかった。この間に、ロンドン南部のいくつかの地区の水道には重要な変化が起きていた。一八五二年にランベス水道会社は、ハンガーフォード・マーケットの向かいにあった水道施設をテムズ・ディットン〔ロンドン南西部郊外〕に移設した。それによってランベス水道会社は、ロンドンの下水から完全に切り離されて水を供給できるようになった。しかし、ランベス水道会社が水を供給する地区は、サザーク・アンド・ヴォクソール水道会社からもある程度の水が供給されていた。先に述べたように、供給された

表4

水道会社	取水地	各水道会社により水を供給されている地区の合計		人口10万人あたりの死亡者数
		人口	11月19日までの13週間のコレラによる死亡者数	
(1)ランベス水道会社，(2)サザーク・アンド・ヴォクソール水道会社	テムズ川ディットン，バタシー	346,363	211	61
サザーク・アンド・ヴォクソール水道会社	テムズ川バタシー	118,267	111	94
(1)サザーク・アンド・ヴォクソール水道会社，(2)ケント水道会社	テムズ川バタシー，レイヴンズボーン川，側溝や井戸	17,805	19	107

水が混ざり合っている場所では、両社の水道管がどの通りでも混在していた。その結果、ランベス水道会社が行った〔水道施設の〕変更がコレラの流行に及ぼす影響は、ざっと見ただけではそれほど明らかではなかった。しかし、総登録官の注意は引きつけた。総登録官は一八五三年一一月二六日付の『出生・死亡週報』に一つの表を掲載したが、その抄録は以下の通りで、ロンドン南部地区に焦点をおいた抜粋となっている〔表4〕。

改善された水を部分的にでも供給された地区の被害は、他の地区よりも少なかった。一方で、一八四九年にランベス水道会社がハンガーフォード・マーケットの向かいで取水していたときには、これらの地区はサザーク・アンド・ヴォクソール水道会社が独占的に水を供給していた地区と同様に、大きな被害を受けていた。その状況は、表3に示している。ランベス水道会社の水は、両社が水を供給する地区のごく一部にしか及んでいない。地区を小地区に詳細に分割すると、新しい水道の効果は上表で見られるより大きいことがわかる。ケント水道会社はロザーハイズの一部に水を供給しているだけであるが、総登録官によって、表に記載された。ロザーハイズのこの部分に関しては、一八五三年一二月一〇日付の『週報』に興味深い記載がある。

「ロンドンの水供給――以下は、ロザーハイズの登録官であるピット氏から、総登録官が受け取った書簡の抜粋である。

「一八四九年にケント水道会社の水道管が敷設された小教区についての、モリス氏の記述は概ね正しいと思います。

「一八四九年について言えば、現在ケント水道会社から水を供給されている地区では、他のどの地区よりも死亡者数が多く発生しました。酷い惨事が起きた場所としては、ラム・アレイやシャーロット・ロウ、シルヴァー・ストリートを挙げれば十分でしょう。

「最近の例で言えば、ケント水道会社が水を供給した地区ではコレラは一人も発生していません。

「ロザーハイズ小教区では、以前から何年も水の供給が十分ではありませんでした。人々は古い井戸、開放型の下溝、そして汚濁したテムズ川の水を飲んでいました。

「一八四八年から四九年にかけて、ロザーハイズのコレラによる死亡率は、ロンドンのどの地区よりも高いものでした。これは、コレラが流行した場合、〔水が〕最も汚染された地域で最も致死率が高いという一般的な原則とよく一致しています。」

次の表(一八五三年一二月三一日付の『出生・死亡週報』を改変したもの)は、一八五三年の流行期から、コレラがほぼ消滅した時期までの死亡率を示している〔表5〕。コレラによる死亡率が高い順に各地区を並べている。

ランベス水道会社から水が供給されていたランベス地区は、一八四九年のコレラに

表 5　(訳者注)〔　〕内の数値は訳者による検算結果.

地　区	1853 年の人口(推計)	1853 年 8 月 21 日から 12 月 17 日までのコレラによる死亡者数	人口 10 万人あたりのコレラによる死亡者数	水　供　給
バーモンジー	48,128	73	150〔152〕	サザーク・アンド・ヴォクソール(S&V)水道会社
セント・セイヴィア, サザーク	35,731	52	146	S&V 社, ランベス水道会社
セント・ジョージ, サザーク	51,824	74	143	S&V 社, ランベス社
セント・オレーヴ	19,375	26	134	S&V 社
ロザーハイズ	17,805	20	112	S&V 社, ケント水道会社
ホワイトチャペル	79,759	78	95〔98〕	イースト・ロンドン水道会社
ニューイントン	64,816	37	57	S&V 社, ランベス社
ケンジントン(パディントンを除く)	73,699	40	53〔54〕	ウエスト・ミドルセックス水道会社, チェルシー水道会社, ランベス社
ワンズワース	50,764	26	51	S&V 社, ポンプ井戸, ワンドル川
セント・ジャイルズ(東)	48,376	21	43	イースト・ロンドン社
カンバーウェル	54,667	22	40	S&V 社, ランベス社
ステップニー	110,775	40	34〔36〕	イースト・ロンドン社
ランベス	139,325	48	34	ランベス社, S&V 社
グリニッジ	99,365	32	31〔32〕	ケント社
メアリルボーン	157,696	48	30	ウエスト・ミドルセックス社
ウエストミンスター	65,609	19	27〔29〕	チェルシー社
セント・ジェームズ, ウエストミンスター	36,406	9	25	グランド・ジャンクション水道会社, ニュー・リヴァー水道会社

ハックニー	58,429	13	22	ニュー・リヴァー社，イースト・ロンドン社
パディントン	46,305	10	22	グランド・ジャンクション社
ショーディッチ	109,257	23	21	ニュー・リヴァー社，イースト・ロンドン社
ベスナルグリーン	90,193	18	20	イースト・ロンドン社
ポプラ	47,162	9	17〔19〕	イースト・ロンドン社
ウエスト・ロンドン	28,840	4	14	ニュー・リヴァー社
ハノーヴァー・スクエアおよびメイフェア	33,196	5	12〔15〕	グランド・ジャンクション社
イズリントン	95,329	12	12	ニュー・リヴァー社
チェルシー	56,538	6	11	チェルシー社
イースト・ロンドン	44,406	4	9	ニュー・リヴァー社
シティ	55,932	5	9	ニュー・リヴァー社
クラーケンウェル	64,778	5	8	ニュー・リヴァー社
ベルグレイヴ	40,034	3	7	チェルシー社
セント・マーチン・フィールズ	24,640	1	5〔4〕	ニュー・リヴァー社
セント・パンクラス	166,956	8	5	ニュー・リヴァー社，ハムステッド水道会社，ウエスト・ミドルセックス社
セント・ルークス	54,055	2	4	ニュー・リヴァー社
ルイシャム	34,835	1	3	ケント社
ホルボーン	46,571	1	2	ニュー・リヴァー社
セント・ジャイルズ	54,214	1	2	ニュー・リヴァー社
ストランド	44,460	―	―	ニュー・リヴァー社
ハムステッド	11,986	―	―	ハムステッド社，ウエスト・ミドルセックス社
	2,362,236	796	―	

よる死亡率を示した前表〔表3〕よりも、本表のなかでの順位は低くなっている。ロザーハイズの順位も一位から五位へと改善した。先に述べたように、下溝の代わりに、ケント水道会社からの清潔な水を利用する地域が増えたことによるのは間違いない。

流行の発生源を絞り込む

一八五三年八月の流行開始から一八五四年一月の流行終息までにロンドンで発生したコレラの全死亡者リストが、総登録官によって公表されていたので、サザーク・アンド・ヴォクソール水道会社やランベス水道会社が水を供給していたテムズ川南岸のさまざまな小地区での死亡者数を集計することができた。それは、次表〔表6〕に、三つのグループとして掲載されている。

表には、一般的な結果の他に、検討に値する特別な事実もある。一八四九年、ランベス水道会社の水がまだサザーク・アンド・ヴォクソール水道会社の水と同じくらい不純だった頃、クライストチャーチ小教区におけるコレラ死亡率は隣接するセント・セイヴィア小教区より高くなっていた。しかし一八五三年には、セント・セイヴィア小教区の死亡率は一〇万人あたり二二七人〔三二八人〕だったのに対し、クライストチャーチ小教区の死亡率は〔一〇万人あたり〕四三人にとどまった。現在、セント・セイヴィア小教区の水はすべてサザーク・アンド・ヴォクソール水道会社から供給されており、クライストチャーチ小教区のそれは主にランベス水道会社から供給されている。クライストチャーチ小教区にあるランベス水道会社の水道管やその他の資産は、約三一六ポンドと評価されている一方で、この小教区におけるサザーク・アンド・ヴォクソール水道会社の資産評価額は約一〇八ポンドに過ぎなかった。ウォータールー・ロード一区は、一八四九年にはセント・セイヴィア小教区と同じ程度の被害を受けたが、一八五三年の死者は一人だけだった。この地区は、ほぼ独占的にランベス水道会社から水の供給を受けている〔地図2では両社の混合域と表示されている〕。コレラで大きな被害を受けたケント・ロードとボロウ・ロードの小地区は、サザーク・アンド・ヴォクソール水道会社がその大部分を独占的に供給している。添付の地図2を見ればわかるように、ランベス水道会社の供給はこれらの地区の一部のみで、サザーク・アンド・ヴォクソール水道会社と混合している。ワンズワースやペッカム〔サウス・ロンドンの地区〕といった郊外地区には、多くのポンプ井戸があり、水道会社からの供給は限られたものだった。このため、これらの地区では、バタシー・フィールズから水を

表 6　（訳者注）〔　〕内の数値は訳者による検算結果.

小地区	1851 年の人口	1853 年のコレラによる死亡者数	人口 10 万人あたりのコレラによる死亡者数	水供給
セント・セイヴィア, サザーク	19,709	45	227〔228〕	サザーク・アンド・ヴォクソール社
セント・オレーヴ	8,015	19	237	
セント・ジョン, ホースリーダウン	11,360	7	61	
セント・ジェームズ, バーモンジー	18,899	21	111	
セント・メリー, マグダレン	13,934	27	193	
レザー・マーケット	15,295	23	153〔150〕	
ロザーハイズ*	17,805	20	112	
ワンズワース	9,611	3	31	
バタシー	10,560	11	104	
パトニー	5,280	―	―	
カンバーウェル	17,742	9	50	
ペッカム	19,444	7	36	
クライストチャーチ, サザーク	16,022	7	43	
ケント・ロード	18,126	37	204	
ボロウ・ロード	15,862	26	163	
ロンドン・ロード	17,836	9	50	
トリニティ, ニューイントン	20,922	11	52	

セント・ピーター，ウォルワース	29,861	23	77	ランベス水道会社，およびサザーク・アンド・ヴォクソール水道会社
セント・メリー，ニューイントン	14,033	5	35	
ウォータールー(1区)	14,088	1	7	
ウォータールー(2区)	18,348	7	38	
ランベス・チャーチ(1区)	18,409	9	48	
ランベス・チャーチ(2区)	26,784	11	41	
ケニントン(1区)	24,261	12	49	
ケニントン(2区)	18,848	6	31	
ブリクストン	14,610	2	13	
クラッパム	16,290	10	61	
セント・ジョージ，カンバーウェル	15,849	6	37	
ノーウッド	3,977	——	——	ランベス水道会社
ストリーサム	9,023	——	——	
ダリジ	1,632	——	——	
小地区の最初の12か所	167,654	192	114	サザーク・アンド・ヴォクソール水道会社
小地区のつづく16か所	301,149〔300,149〕	182	60	2つの水道会社
小地区の最後の3か所	14,632	——	——	ランベス水道会社

＊ロザーハイズの一部はケント水道会社により水が供給されていたが，その地区でのコレラによる死亡者数はゼロだった．

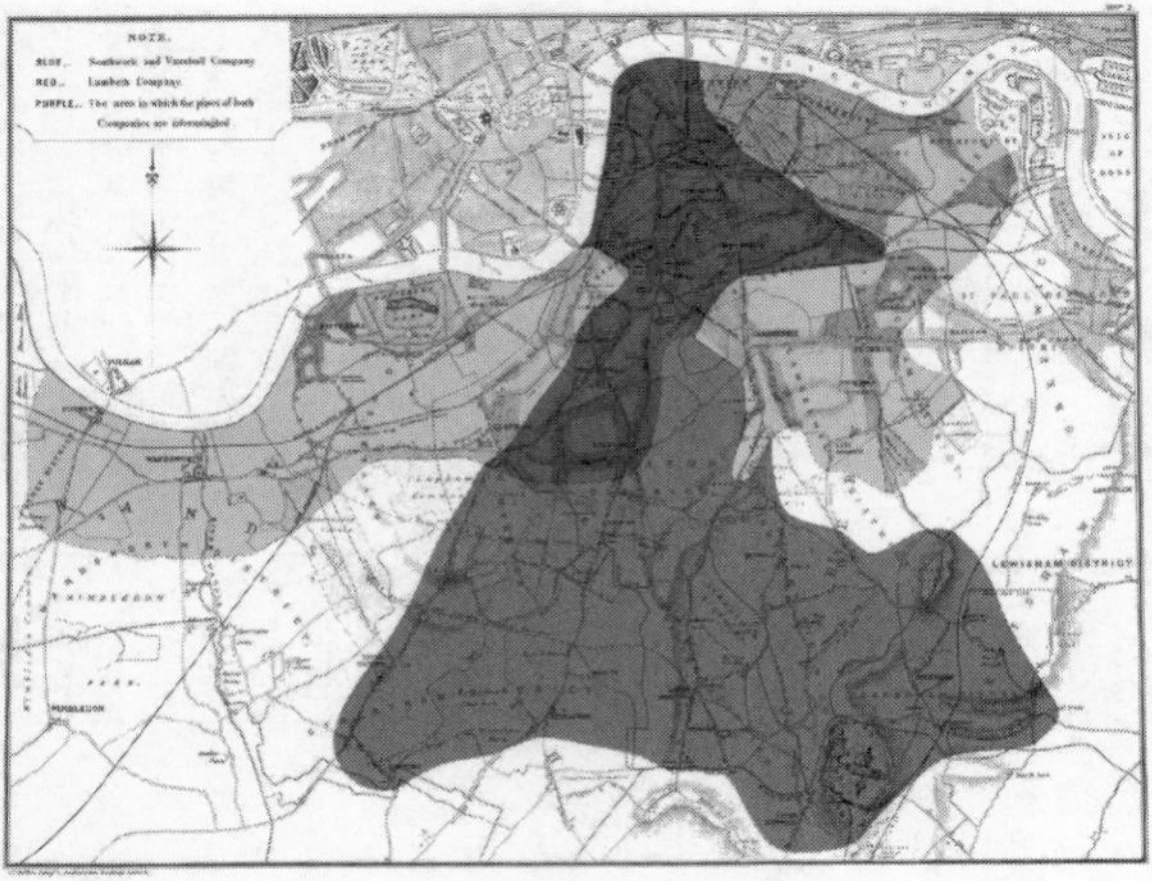

地図２　ロンドン・テムズ川南側にある行政地区の境界線と地区給水を示す.

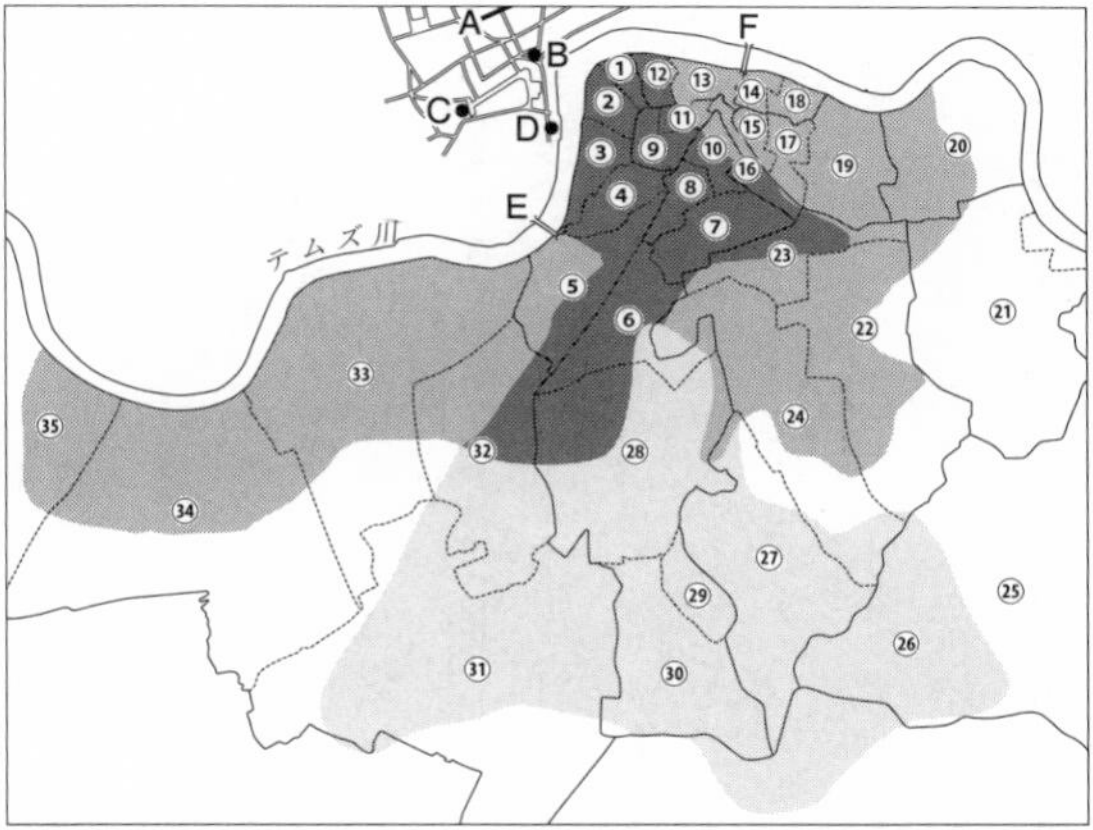

訳者による補図　原図のうち行政地区と各水道会社による水供給の分布域を抽出した．地区名：①ウォータールー１区，②ウォータールー２区，③ランベス・チャーチ１区，④ランベス・チャーチ２区，⑤ケニントン１区，⑥ケニントン２区，⑦セント・ピーター，ウォルワース，⑧セント・メリー，⑨ロンドン・ロード，⑩トリニティ，⑪ボロウ・ロード，⑫クライストチャーチ，⑬セント・セイヴィア，⑭セント・オレーヴ，⑮レザー・マーケット，⑯ケント・ロード，⑰セント・メリー，マグダレン，⑱セント・ジョン，ホースリーダウン，⑲セント・ジェームズ，⑳ロザーハイズ，㉑セント・ポール・デトフォード，㉒ペッカム，㉓セント・ジョージ，㉔カンバーウェル，㉕ルイシャム，㉖シドナム，㉗ダリジ，㉘ブリクストン，㉙ストリーサム（飛地），㉚ノーウッド，㉛ストリーサム，㉜クラッパム，㉝バタシー，㉞ワンズワース，㉟パトニー．Ａ：ブロード・ストリート（黒い線の部分），Ｂ：トラファルガー広場，Ｃ：バッキンガム宮殿，Ｄ：国会議事堂，Ｅ：ヴォクソール橋，Ｆ：ロンドン橋．薄い影の部分：ランベス水道会社の分布域，中間の濃さの影の部分：サザーク・アンド・ヴォクソール水道会社の分布域，濃い影の部分：両社が混在している分布域

（図作成：鳥元真生）

供給されている他の地域よりもコレラによる死亡率が低くなっていた。こうした水道会社から水供給を受けなかった三つの小地区では、一八五三年にはコレラによる死亡者は出なかった。

自説の真偽を確かめる

上表に示された事実は、下水を含んだ水を飲むことがコレラの流行に及ぼす影響を強く証明しているが、一方で問題はここで終わらない。ランベス水道会社とサザーク・アンド・ヴォクソール水道会社による水供給がロンドンの広い範囲で混ざり合っていることは、両社のどちらか一方に議論の余地のない〔コレラを引き起こす原因の〕証拠を見出すための課題をもたらした。上表に見られるように、両社が水を供給している地区では、供給の混合はまさに入り乱れていた。両社の水道管は通りという通りをくまなく通って、すべての小路や路地にまで及び、ある家は一方の会社によって、ある家は他方の会社によって水が供給されていた。水道会社の競争が活発なときには、どの水道会社を選択するかは家主や家の所有者の判断に委ねられていた。一軒家の場合、家の左側と右側とで会社が異なるといった事態も多々見られた。両社ともに、裕福な人にも貧しい人にも、大きな家にも小さな家にも水を供給していた。両社から水を提供される人の身分や職業に違いはなかった。明らかなことは次の点である。もし改善された水を部分的に供給された地区でのコレラ患者の減少が、水質の改善によって起こったのだとすれば、そうした水を供給された家庭は、病気の減少という恩恵を受けたということ。一方、バタシー・フィールズから水を供給されている家々は、改善された水の供給がない場合と同様の高い死亡率で苦しむだろうということである。二つの水道会社から水供給を受けている家や人々、あるいはその周囲の物理的条件に違いはなかった。こうした条件は観察が開始される前にすでに整えられていた。したがって、コレラの流行に対する水供給の影響を検証する上で、これ以上に徹底した実験は考えようがないというのは明白である。

実験は壮大な規模であった。性別や年齢、職業、地位、階級、役職、紳士から貧困層まで三〇万人以上の人々が、自らの意思ではなく、またほとんどの場合、彼ら自身も知らないままに、二つのグループに分けられた。一つのグループには、コレラ患者の排泄物を含むロンドンの下水が混じった水が供給され、もう一つのグループにはそのような不純物のない安全な水が供給されていた。

この壮大な実験を始めるために必要なのは、コレラによる死亡者が発生した家々の水について、どの会社の水が供給されているかを知ることだけだった。残念ながら、昨年〔一八五三年〕後半の短い期間のなかでは、調査をする時間を確保できなかった。そのとき私は、二つの水道会社からの水供給が非常に密に混ざり合っていること、そして、求められる調査の重要性を十分に認識していなかった。

しかし、今年〔一八五四年〕の七月にコレラがロンドンに戻ってきたとき、私は、水道の水が流行に及ぼす正確な影響を確認するために努力を惜しまないことを決意した。私は、五年間主張してきた自説の真偽を最も納得のいくかたちで証明するために、自分自身で調査を行いたいと考えていた。これまでの多くの事実から導いた結論の正しさを疑う理由はなかったが、コレラの毒素が下水道を伝ってテムズ川に流れ込み、何マイルにも及ぶ水道管を通って分配され、〔人々の健康に〕明らかに影響を及ぼしているのは驚くべき事実であり、また地域社会にとって非常に重要な事実であった。しかし、そのために厳密な調査をしたり、確固たる根拠に基づいた結論を出すことは容易ではなかった。

そこで私は、二社による水供給が混在している地区〔その状況についてはすでに述べた)で、コレラによって死亡した人の住所を調べる許可を総登録官事務所から得ることにした。住所のいくつかは『週報』に掲載されており、他の住所については複写を取ることが許可された。私は八月中旬にランベス地区にあるケニントン一区および二区の二つの小地区の調査を開始した。八月一二日までに、この小地区では四四人の死亡者が出ていた。死亡者が出た家のうち三八戸には、サザーク・アンド・ヴォクソール水道会社の水が供給されていた。一方、四戸はランベス水道会社から供給され、二戸は敷地内にポンプ井戸があり、どちらの会社からも水の供給は受けていなかった。

詳細をすぐにファー博士に伝えたところ、博士はその結果に非常に驚いた。博士の提案により、ロンドン南部地区のすべての登録官に対し、コレラによる死亡者が出た家での水の供給状況を申告するよう求めることになった。この命令(要求)は、八月二六日以降に効力を発揮することになった。そこで私は、流行の全過程にわたる事実を知ることができるよう、その日まで調査をつづけることに決めた。私は、二つの水道会社の水供給が混在しているランベス地区、サザーク地区、ニューイントン地区内のさまざまな小地区を調査した。そこでは、二つの水道会社の水供給が混在しているため、すでに述べた結果と同じ結果が得られた。コレラ発症後、患者が救貧院や他の場所に移っていた場合は、発症時に住んでいた家の水道を調べた。

水質を比較検査する

調査は多くの困難に見舞われた。必要な情報をすぐに入手できることはほとんどなかった。水道料金を払っていても、領収書を探すまで水道会社の名前を覚えている人はまずいなかった。週単位で家賃を払っている労働者の場合、料金は大家か代理人が支払うことが多く、そうした人々は遠方に住んでいて入居者は何も知らないことも多かった。化学的な検査で二つの水道会社の水を完全に、かつ確実に区別できることが明らかになっていなければ、私がこの調査を完了させることは、ほとんど不可能だったに違いない。私が行った検査は、二つの水に含まれる塩化ナトリウム量に大きな差があったことに基づいている。ロンドンの下水が届かないテムズ・ディットンで得られたランベス水道会社の水一ガロン〔四・五四六リットル〕に硝酸銀溶液を加えたところ、二・二八グレイン〔〇・一五グラム〕の塩化銀が得られた。これは、〇・九五グレイン〔〇・〇六グラム〕の塩化ナトリウムが水に含まれることを示す。一方、サザーク・アンド・ヴォクソール水道会社の水を同様に処理したところ、九一グレイン〔五・九グラム〕

の塩化銀が得られた。これは、一ガロンあたり三七・九グレイン〔二・五グラム〕の塩化ナトリウムが水に溶けていたことを示す。硝酸銀を添加したときの二つの水の見た目の違いは非常に大きかったので、それ以上の困難はなく、すぐに区別することができた。居住者が〔自分の利用する〕水道会社についてよくわかっていない場合、私は蓋に住所を書いた小瓶に少量の水をもらって帰り、家で検査を行った。そのうち、桶や貯水槽に入る前の水を観察すれば、その水の出所がわかるようになった。また、いくつかの通りを訪ねて両社の給水栓で確認した後、水が来る時間も水の種類を示す証拠になることがわかった。しかしこれらは、化学検査や水道料金の領収書など、より決定的な証拠と異なり、信頼性はそれほど高くはなかった。

ホワイティング氏の調査

それぞれの水道会社から水を供給されていた戸数は議会に報告されていたが、特定の地区で供給された戸数は記載されていなかった。そのため、供給が混在していたすべての地区を調査する必要があった。私は、ランベス水道会社の供給地域でのコレラ死亡者数を調べた。幸運にも、有資格の薬剤師ジョン・ジョセフ・ホワイティング氏の支援を得て、バーモンジー〔テムズ川南岸、サウス・ロンドンの地区〕、ロザーハイズ、ワンズワース、その他の地区の調査を行うことができた。これらの地区はサザーク・アンド・ヴォクソール水道会社によって独占的に水を供給されていた。ホワイティング氏は、致死的な流行が起こった(コレラで亡くなった人の)家に、この会社の水が供給されていたか、井戸あるいは他の水源から水が供給されていたのかを確認するための調査に奔走した。

ホワイティング氏の調査は、〔一八五四年〕七月八日から八月五日まで、流行の最初の四週間に行われた。この期間中に、水道会社が水を供給するすべての地区でコレラによる死亡者の調査が行われた。そこで、私はまずこの時期を検討するのがよいだろうと考えた。この四週間で、サザーク・アンド・ヴォクソール水道会社とランベス水道会社の水道が通っている地区では、合わせて三三四例のコレラによる死亡者が発生した。このうち二八六例〔二八五例。以下同〕では、サザーク・アンド・ヴォクソール水道会社から水が供給されていた。ランベス水道会社から水が供給されていたのは一四例のみだった。二二例は、テムズ川に直接バケツを浸して水を得ていた。四例はポンプ井戸から、別の四例は側溝から水を得ていた。また四例は旅行中に病気を発症しため、水の供給源は不明だった。コレラが流行した最初の四週間の死亡者は、総登録官が発表したロンドンにおける『出生・死亡週報』に詳しい。上に挙げた三三四例を本書の付録に転載したのは、実際に水道調査が行われたことを示すためであり、また、結果確認を希望する者に情報を提供するためである。調査者は、患者が発生した家を見つけるために注意しなければならないことがあった。それは多くの通りで、同じ番号をもつ家があるということだった。

議会への報告によると、一八五三年一月一日から一二月三一日までの間に、サザーク・アンド・ヴォクソール水道会社は四万四六六戸の住宅に水を供給し、ランベス水道会社は二万六一〇七戸に供給していた。その結果、流行の最初の四週間に、サザーク・アンド・ヴォクソール水道会社が水を供給した家では二八六例のコレラ死亡者が発生し、ランベス水道会社が供給した家では一四例の死亡者しか出なかった。一万戸あたりの死亡割合は、サザーク・アンド・ヴォクソール水道会社供給の家で七一、ランベス水道会社では五となった。この時期、サザーク・アンド・ヴォクソール水道会社の非衛生的な水を飲んだ人と、テムズ・ディットンから取水された清潔な水を飲んだ人とでは、コレラの致死率が一四倍も違っていたことになる。

八月五日までの四週間でコレラによる死亡者はロンドン全域でわずか五六三人だったが、その半数以上がサザーク・アンド・ヴォクソール水道会社の顧客であり、残りの死亡者の大半は、テムズ川で働く船乗りや水運関係者であった。船乗りや水運関係者が飲用水の多くを川から直接汲み上げていたことは特筆に値する。サザーク・アンド・ヴォクソール水道会社が、ランベス水道会社と同じように新しい事業所を完成させ、下水から遮断された水を得ていれば、今回のコレラ流行は、水運業に従事する人や、テムズ川あるいはテムズ川の水が混入した側溝から直接バケツで水を得ていた貧しい人々に限定されていただろう。

死亡件数の比較

前回の国勢調査時、ロンドンの住宅数は三二万七三九一戸だった。サザーク・アンド・ヴォクソール水道会社が水を供給した家と、それらの家々で発生したコレラによる死亡者数を差し引くと、ロンドンの残りの住宅数は二八万七三四五戸となり、このなかで流行の最初の四週間に二七七人〔二七八人〕のコレラ死亡者が出たことになる。これは一万人あたり九人に相当する。一方、ランベス水道会社から水を供給されていた家では、この時期の死亡率は一万人あたり五人だった。すなわち、ランベス水道会社が水を供給した家では、高い割合で死亡者が発生したサザーク・アンド・ヴォクソール水道会社が水を供給した家と密接に混じり合ってはいたが、そうでないロンドンの他の地区と比較した場合でも、死亡率はそれほど高いものではなかった。

ロンドンで直近のコレラ流行が始まった頃、サザーク・アンド・ヴォクソール水道会社の水道管を通じてか、あるいはもっと直接的にバケツを川に浸して水を得ることにより、テムズ川の水は流行の拡大に関与したようだ。初夏にバルチック艦隊でコレラが流行したが、病気はおそらくこの艦隊からテムズ川に持ち込まれた。それは、総登録官発行の『週報』の次の一節からうかがえる。

「七月二五日、バーモンジーのセント・ジェームズ教区マリン・ストリート一〇番地、三四歳、水夫、一六時間半の前駆性下痢後、アジア的コレラ一〇一時間。かかりつけ医によれば『患者は、バルチック艦隊から患者を故国へ連れ帰る蒸気船の水夫頭だった。三週間前、彼は病気の将校の汚れたリネンを船室に持ち帰った後、洗濯して返した』。」

蒸気船が汚れた衣類などを積んでテムズ川に到着したのは、ロンドンで最初のコレラが発生する数日前のことだった。最初の患者は、川の水運業に関係した人々に見られた。バルチック艦隊との往来にいくつかの簡単な予防策を講じておけば、今年（一八五四年）のロンドンのコレラは防げたかもしれない。少なくともコレラの出現を大幅に遅らせることができただろう。

コレラの流行が進むにつれ、サザーク・アンド・ヴォクソール水道会社が水を供給した家とランベス水道会社が供給した家の患者数には、もちろん顕著な差が見られていたが、それでもその差は徐々に縮小していった。流行初期には下水に流れ込んだテムズ川の水が原因で患者が発生した。水道会社からの水供給がない家で発生した少数の初期の患者は、いつも家にいなくて、家で食事をしていないことが理由だった。流行が進行すると、ロンドンの一部地域のランベス水道会社の顧客の家でも患者が発生しはじめた。それは供給された水ではなく、一般的な感染経路が原因であった。上表（表7および表8）は、それぞれの会社の給水地域にある住宅での死亡件数を示したものである。表7の件数は、次表に出てくる大きな数にも含まれている。地区は、表6

と同じように三グループに分類された上で、一八五三年の流行を示している。

コレラが流行した最初の七週間の死亡率を示す表8では、水供給は、すべて私自身が個人的に調査した結果である。いずれもランベス水道会社が水を供給していた地区である。サザーク・アンド・ヴォクソール水道会社によってのみ水が供給されたいくつかの地区では、八月五日までホワイティング氏によって調査が行われた。最後の三週間に関しては、水道会社とポンプ井戸からの水供給の割合は、最初の四週間と同じとして計算された。計算は公正で真実に非常に近いと思われる。供給の一部が計算に基づいている小地区には、星印〔＊印〕が付されている。

表8の数字は、私が一〇月七日付の『メディカル・タイムズ・アンド・ガゼット』誌に報告した数字とは少し異なっている。それは、そのときは知らなかったが、後に水供給が判明したものを反映しているからだ。水供給に関する情報が不確かな少数例は、救貧院に運ばれたために住所がわからなかった人たちである。

一万戸あたりの死亡率の比較

以下は、流行最初の七週間にサザーク・アンド・ヴォクソール水道会社によって水

表7　8月5日までの4週間のコレラによる死亡者数．（訳者注）〔 〕内の数値は訳者による検算結果．

小地区	1851年の人口	8月5日までの4週間のコレラによる死亡者数	水供給：サザーク・アンド・ヴォクソール水道会社	水供給：ランベス水道会社	水供給：ポンプ井戸	水供給：テムズ川／側溝	水供給：不明
セント・セイヴィア，サザーク	19,709	26	24	—	—	2	—
セント・オレーヴ，サザーク	8,015	19	15	—	—	2	2
セント・ジョン，ホースリーダウン	11,360	18	17	—	—	1	—
セント・ジェームズ，バーモンジー	18,899	29	23	—	—	6	—
セント・メリー，マグダレン	13,934	20	19	—	—	1	—
レザー・マーケット	15,295	23	23	—	—	—	—
ロザーハイズ	17,805	26	17	—	—	9	—
バタシー	10,560	13	10	—	1	2	—
ワンズワース	9,611	2	—	—	—	2	—
パトニー	5,280	1	—	—	1	—	—
カンバーウェル	17,742	19	19	—	—	—	—
ペッカム	19,444	4	4	—	—	—	—
クライストチャーチ，サザーク	16,022	3	2	1	—	—	—
ケント・ロード	18,126	8	7	1	—	—	—
ボロウ・ロード	15,862	21	20〔19〕	1	—	—	〔1〕

ロンドン・ロード	17,836	9	5	4	—	—	—
トリニティ，ニューイントン	20,922	14	14	—	—	—	—
セント・ピーター，ウォルワース	29,861	20	20	—	—	—	—
セント・メリー，ニューイントン	14,033	5	5	—	—	—	—
ウォータールー・ロード(1区)	14,088	5	5	—	—	—	—
ウォータールー・ロード(2区)	18,348	5	5	—	—	—	—
ランベス・チャーチ(1区)	18,409	5	2	1	—	1	1
ランベス・チャーチ(2区)	26,784	10	7	2	—	—	1
ケニントン(1区)	24,261	11	9	1	1	—	—
ケニントン(2区)	18,848	3	3	—	—	—	—
ブリクストン	14,610	1	—	1	—	—	—
クラッパム	16,290	5	4	—	1	—	—
セント・ジョージ，カンバーウェル	15,849	9	7	2	—	—	—
ノーウッド	3,977	—	—	—	—	—	—
ストリーサム	9,023	—	—	—	—	—	—
ダリジ	1,632	—	—	—	—	—	—
シドナム	4,501	—	—	—	—	—	—
	486,936	334	286〔285〕	14	4	26	4〔5〕

表8 8月26日までの7週間のコレラによる死亡者数.（訳者注）〔 〕内の数値は訳者による検算結果.

小地区	1851年の人口	8月26日までの7週間のコレラによる死亡者数	水供給				
			サザーク・アンド・ヴォクソール水道会社	ランベス水道会社	ポンプ井戸	テムズ川／側溝	不明
*セント・セイヴィア，サザーク	19,709	125	115	—	—	10	—
*セント・オレーヴ，サザーク	8,015	53	43	—	—	5	5
*セント・ジョン，ホースリーダウン	11,360	51	48	—	—	3	—
*セント・ジェームズ，バーモンジー	18,899	123	102	—	—	21	—
*セント・メリー，マグダレン	13,934	87	83	—	—	4	—
*レザー・マーケット	15,295	81	81	—	—	—	—
*ロザーハイズ	17,805	103	68	—	—	35	—
*バタシー	10,560	54	42	—	4	8	—
ワンズワース	9,611	11	1	—	2	8	—
パトニー	5,280	1	—	—	1	—	—
*カンバーウェル	17,742	96	96	—	—	—	—
*ペッカム	19,444	59	59	—	—	—	—
クライストチャーチ，サザーク	16,022	25	11	13	—	—	1
ケント・ロード	18,126	57	52	5	—	—	—
ボロウ・ロード	15,862	71	61〔60〕	7	—	—	3〔4〕

ロンドン・ロード	17,836	29	21	8	—	—	—
トリニティ，ニューイントン	20,922	58	52	6	—	—	—
セント・ピーター，ウォルワース	29,861	90	84	4	—	—	2
セント・メリー，ニューイントン	14,033	21	19	1	1	—	—
ウォータールー・ロード(1区)	14,088	10	9	1	—	—	—
ウォータールー・ロード(2区)	18,348	36	25	8	1	2	—
ランベス・チャーチ(1区)	18,409	18	6	9	—	1	2
ランベス・チャーチ(2区)	26,784	53	34	13	1	—	5
ケニントン(1区)	24,261	71	63	5	3	—	—
ケニントン(2区)	18,848	38	34	3	1	—	—
ブリクストン	14,610	9	5	2	—	—	2
*クラッパム	16,290	24	19	—	5	—	—
セント・ジョージ，カンバーウェル	15,849	42	30	9	2	—	1
ノーウッド	3,977	8	—	2	1	5	—
ストリーサム	9,023	6	—	1	5	—	—
ダリジ	1,632	—	—	—	—	—	—
シドナム	4,501	4	—	1	2	—	1
	486,936	1,514	1,263〔1,262〕	98	29	102	22〔23〕

表9　(訳者注)〔　〕内の数値は訳者による検算結果.

	戸　数	コレラによる死亡者数	1万戸あたりの死亡者数
サザーク・アンド・ヴォクソール水道会社	40,046	1,263	315
ランベス水道会社	26,107	98	37
ロンドンのその他残り	256,423	1,422	59〔55〕

が供給された住宅一万戸、およびランベス水道会社によって供給された一万戸、そしてロンドンのその他の地域における一万戸についての、コレラによる死亡者の割合である〔表9〕。

サザーク・アンド・ヴォクソール水道会社が水を供給した住宅一万戸あたりの死亡率は、ランベス水道会社が供給した住宅のそれの八倍から九倍にも上った。一方、ランベス水道会社の顧客は、サザーク・アンド・ヴォクソール水道会社が水を供給していないロンドンの他の地域よりも死亡率がさらに低かった。

私自身が調査した八月二六日以降の流行期間については、総登録官が、地区登録官に対し、すべてのコレラ死亡事例において、家の水道について報告するよう求めた。しかし、私が調査初期に出合ったような困難のために、地区登録官はすべての事例でその要求を満たすことはできなかった。家主やその代理人を探し出したり、私がしたように水の化学検査をしたりすることは、彼らには期待できなかった。そのため多くの場合、水供

表 10

下記日付までの1週間	コレラによる死亡者数	水供給				
		サザーク・アンド・ヴォクソール社	ランベス社	ケント社	井戸あるいはその他の水源	不明
9月2日	670	399	45	38	72	116
9月9日	972	580	72	45	62	213
9月16日	856	524	66	48	44	174
9月23日	724	432	72	28	62	130
9月30日	383	228	25	19	24	87
10月7日	200	121	14	10	9	46
10月14日	115	69	8	3	6	29
	3,920	2,353	302	191	279	795

給の実態は確認できなかった。しかし、調査が及ぶかぎり、数字は正しい割合を示していると考えてよいと思う。彼らの数値は、流行初期における私の調査結果と完全に一致している。

総登録官は、一〇月一四日までに地区登録官から入手した給水源の申告を次のように公表した。それは表に付記されている〔表10〕。ロンドンの南部地区全体が総登録官の調査に含まれていたので、ケント水道会社から水を供給され、私の調査の対象とならなかったグリニッジ地区とルイシャム地区〔サウス・ロンドンの地区〕の死亡者も表に含まれている。しかし、少なくともこれが、他の水道会社の数字に影響を与えることはない。

表 11　（訳者注）〔　〕内の数値は訳者による検算結果.

	1851 年の人口	10 月 14 日までの 14 週間のコレラ死亡者数	人口 1 万人あたりのコレラ死亡者数
ロンドン（全体）	2,362,236	10,367	43
西部地域	376,427	1,992	53
北部地域	490,396	735	14
中央地域	393,256	612	15
東部地域	485,522	1,416	30〔29〕
南部地域	616,635	5,567	90
サザーク・アンド・ヴォクソール水道会社から水供給を受けた家	266,516	4,093	153
ランベス水道会社から水供給を受けた家	173,748	461	26

現時点で、サザーク・アンド・ヴォクソール水道会社が水を供給している四万四六戸では二三五三人が死亡していた。これは一万戸あたり五三七人〔五八七人〕の死亡となる。ランベス水道会社が供給した二万六一〇七戸では三〇二人が死亡しており、一万戸にして比較すれば一一五人の死亡となる。その結果、流行の第二期の七週間でも、サザーク・アンド・ヴォクソール水道会社から水を供給された人々の死亡率は、ランベス水道会社から水を供給された人々の約五倍となっている。水の供給源が確認されていない死亡者七九五人を先の表（表10）において、各水道会社に均等に分配〔比例分配か〕したとすると、サザーク・アンド・

ヴォクソール水道会社が供給した家での死亡者は二八三〇人、ランベス水道会社が供給した家での死亡者は三六三人となる。流行最初の七週間に発生した死亡者数を足すと、次項の追加表(表11)の数字となる。二つの水道会社から水を供給された住民数は、総登録官が推定したものである(一〇月一四日付『週報』四三三頁)。

一八四九年の流行と一八五四年の流行との比較

上表を見ると、ランベス水道会社がテムズ・ディットンから取った水を供給していた家は、流行期間全体を通してコレラの流行を免れており、それ(数字)は、ロンドン全体より優れていただけでなく、北部と中部を除くすべての地区よりも優れていたことがわかる。

次表(表12)は、私たちがとくに関心をもっている二つの水道会社が水供給を広げていた地区での、コレラによる一八四九年の死亡率と一八五四年の死亡率とを並べたものである。一八五四年の死亡率は一〇月二一日までとなっており、一〇月二八日付の『出生・死亡週報』に掲載された表から抜粋している。一方、一八四九年のものは、以前に引用したファー博士の『一八四九年のコレラに関する報告』からのものである。

表 12

小地区	1849年のコレラ死亡者数	1854年のコレラ死亡者数	水供給
セント・セイヴィア，サザーク	283	371	サザーク・アンド・ヴォクソール社のみ
セント・オレーヴ	157	161	
セント・ジョン，ホースリーダウン	192	148	
セント・ジェームズ，バーモンジー	249	362	
セント・メリー，マグダレン	259	244	
レザー・マーケット	226	237	
ロザーハイズ*	352	282	
ワンズワース	97	59	
バタシー	111	171	
パトニー	8	9	
カンバーウェル	235	240	
ペッカム	92	174	
クライストチャーチ，サザーク	256	113	
ケント・ロード	267	174	
ボロウ・ロード	312	270	
ロンドン・ロード	257	93	
トリニティ，ニューイントン	318	210	

セント・ピーター，ウォルワース	446	388	ランベス社およびサザーク・アンド・ヴォクソール社の両社
セント・メリー，ニューイントン	143	92	
ウォータールー・ロード(1区)	193	58	
ウォータールー・ロード(2区)	243	117	
ランベス・チャーチ(1区)	215	49	
ランベス・チャーチ(2区)	544	193	
ケニントン(1区)	187	303	
ケニントン(2区)	153	142	
ブリクストン	81	48	
クラッパム	114	165	
セント・ジョージ，カンバーウェル	176	132	
ノーウッド	2	10	ランベス社のみ
ストリーサム	154	15	
ダルジ	1	—	
シドナム	5	12	
小地区の最初の12か所	2,261	2,458	サザーク・アンド・ヴォクソール社
小地区のつづく16か所	3,905	2,547	両水道会社
小地区の最後の4か所	162	37	ランベス社

*ロザーハイズの一部は現在，ケント水道会社より水供給を受けている．

地区は従来通り三グループに分けられており、第一グループはサザーク・アンド・ヴォクソール水道会社のみから、第二グループはサザーク・アンド・ヴォクソール水道会社とランベス水道会社の両方から、第三グループはランベス水道会社のみから水の供給を受けている。一八四九年以降、ランベス水道会社からの水供給は、ストリーサム、ノーウッド、シドナムにまで延長されたが、この年〔一八四九年〕、これらの地域はどの水道会社からも水供給を受けていなかったことには注意が必要である。さまざまな区域の位置や範囲、および水の供給源は添付の地図2〔一八五四年のロンドン給水地図〕に示されている。

表12は、サザーク・アンド・ヴォクソール水道会社からのみ水供給を受けている地域で、一八五四年の死亡率が一八四九年のそれと比較して増加していることを示している。ランベス水道会社によって部分的に水が供給されていた地域では死亡率はかなり低いものであった。クライストチャーチ、ロンドン・ロード、ウォータールー・ロード一区、ランベス・チャーチ一区など、ランベス水道会社の水供給が一般的である地域では、一八四九年と比較した一八五四年のコレラ死亡率減少は期待よりも大きなものであった。本年〔一八五四年〕、コレラの被害が少なかったウォータールー・ロー

立ち位置

『広辞苑』に「停止位置」という項目はない。「停止」と「位置」の項目をそれぞれ引けば容易に意味の分かる言葉だから、というのがその理由。一方、「第七版」では「立ち位置」という項目を新しく立てた。これは、立つ場所という意味のほかに、人間関係や社会の中でのその人の立場や序列という比喩的な意味が生まれ、「立つ」と「位置」からだけでは分かりにくいため。

ド一区は、コーンウォール・ロードとニュー・カットの近隣にあって、非常に汚れた狭い通りが主で、貧しい人々が暮らしている。ランベス・チャーチ一区は、コレラの被害はさらに少なかったが、ランベス宮殿〔テムズ川の南岸にあるカンタベリー大主教の公邸〕とヴォクソール橋の間にあってコレラを助長しているとして、しばしば非難されてきた皮革品やその他の工場が数多く存在していた。一八四九年のストリーサム地区の死亡率の高さは、前述の〔トゥーティングの〕貧しい子どもたちのためのドルエ保護施設でコレラが発生したことに起因している。

救貧院での死亡状況

ロンドンの南部地区を調査しているとき、私は救貧院に関して注目すべき状況を知ることになった。テムズ・ディットンから取った水を供給されていた六五〇人の入所者を抱えるニューイントン救貧院では、流行状況がすでに十分低下していた〔一八五四年〕九月二一日までの間に、コレラによる死亡者が二人発生した。一方、私の記憶が正しければ、一〇〇〇人近くの入所者がいて、同じ水が供給されていたランベス救貧院では、九月の第一週に死亡した者は一人だけだった。クライストチャーチの教区にあり、ランベス水道会社から水を供給されていたセント・セイヴィア救貧院では、九月第一週に私が訪ねるまで、コレラで死亡した者はいなかった。サザーク地区のセント・ジョージ救貧院は、サザーク・アンド・ヴォクソール水道会社から水を供給されていたが、流行が約三分の一ほど進んだ段階の八月二六日までに、約六〇〇人の入所者のうち六人が死亡していた。死亡率は、サザーク・アンド・ヴォクソール水道会社から水を供給されていたセント・オレーヴ救貧院の入所者の間でも高かったが、死亡した人数まではわからなかった。私は、最近の流行について総登録官が、テムズ川南岸にあるさまざまな救貧院やその他の施設における死亡者数と、それぞれの建物への水の供給状況を合わせて報告するものと期待している。ベツレヘム病院やクイーンズ刑務所、ホースモンガー・レーン監獄〔ロンドン中心部サザークにあった刑務所〕、その他の施設は、敷地内に深い井戸があり、一八四九年にはコレラによる被害はほとんどなかった。また、そうした施設では、私が調査した最近の流行でも死亡者はいなかった。

その他の水道会社の水について

テムズ川北岸で最近流行中のコレラによる死亡率は、水道会社の水供給よりも、人々の過密さや清潔な生活習慣の欠如、あるいは井戸の偶発的な汚染により大きな影響を受けているようである。一八四九年の流行について説明したように、ニュー・リヴァー水道会社の水は、コレラの流行とは無関係だった。この会社が水を供給した広範囲に及ぶ地域では、上記の原因によって影響を受けた特定の場所を除いて、コレラの発症は非常に少なかった。イースト・ロンドン水道会社の水もまた、ごくわずかにコレラが発生したアッパー・クラプトン近隣を除けば、下水道の内容物は見られなかった。この会社(イースト・ロンドン水道会社)が水を供給した地域は、船乗りや石炭あるいはバラストの運搬船、その他の川で働く人々が住むテムズ川近くの地域を除いて、コレラの発生があまりなく、貧困と汚さで悪名高いベスナルグリーンやスピタルフィールズでさえ、死亡率は大都市の平均をはるかに下回っていた。グランド・ジャンクション水道会社は、潮の流れが届く範囲で、人口の多いブレントフォード近くで水を取っていたが、大きな貯水槽に水を溜めていて、同社の責任者はその水を濾過していると言っていた。いずれにしても、イースト・ロンドン水道会社はテムズ・ディットンで取水しているランベス水道会社の水と同じくらいきれいな状態で水を供給していた。ゴールデン・スクエアのブロード・ストリートにおけるポンプ井戸の汚染が原因で発生した場所を除けば、コレラの被害はほとんど見られなかった。ウエスト・ミドルセックス社は、ハマースミスでテムズ川から取水していたが、大きな貯水槽を持っていて、ケンジントンのブリック・フィールズやスターチ・グリーンといった貧しいアイルランド人が密集している地域を除けば、コレラの発症はほとんど見られなかった。

チェルシー水道会社が水を供給する地区では、直近の流行で、次表〔表13〕に示すように、大都市全体の平均をはるかに上回る死亡率を示している。しかし、これらの地区の死亡率は、チェルシー水道会社の取水場のすぐ向かい側のテムズ川から取水しているサザーク・アンド・ヴォクソール水道会社が供給する住宅での死亡率の半分に過ぎなかった。チェルシー水道会社は、貯水槽に水を貯留し濾過することで、比較的純度〔清潔度〕の高い水を提供できた。一方、私自身は、昨年〔一八五三年〕八月と九月に、サザーク・アンド・ヴォクソール水道会社が供給している水の状態が清潔でないことを確認する機会に恵まれた。サザーク・アンド・ヴォクソール水道会社から水を供給された人々の多くは、水道の蛇口を麻布か何かの布で覆う習慣があり、水を出すと二

表 13　（訳者注）〔　〕内の数値は訳者による検算結果.

	1851 年の人口	コレラによる死亡者数	
		10 月 21 日までの 15 週間	人口 1 万人あたり
チェルシー南部	19,050	122	64
チェルシー北西部	17,669	99	56
チェルシー北東部	19,819	71	36
ベルグレイヴ	40,034	238	59
セント・ジョン・ウエストミンスター	34,295	173	50
セント・マーガレット・ウエストミンスター	31,314	238	76
チェルシー水道会社によって水供給された地区の合計	162,181	941	56〔58〕
サザーク・アンド・ヴォクソール水道会社によって水供給された家	266,516	2,900	108
ロンドン全体	2,362,236	10,530	45
チェルシー社とサザーク・アンド・ヴォクソール社によって水供給された家を除く（ロンドン）	1,933,539	6,689	34

時間後には大さじ一杯ほどの泥が集められ、またさまざまな虫が動き回っており、布を絞った後の水も決して透明であるとは言えなかった。私は濾し器の中身を何度も見た。もちろん、コレラがこうした虫や目に見える汚れのせいだとは言わない。しかし私は、チェルシー水道会社が水をこれらの不快な成分から分離するために採用した措置〔濾過器〕がコレラの毒素を分離したか、あるいは破壊したので

はないかと考えている。貯水槽に水を貯留することで、コレラ毒素の分解が可能となり、濾過よりも有効であった可能性も高い。それは以下のような理由からだ。ミルバンク刑務所で使われていた水は、テムズ川のミルバンクで汲み上げたもので、砂と炭で濾過され、チェルシー水道会社の水のように透明なものであった。しかし、この刑務所の受刑者は、チェルシー水道会社から水を供給されている近隣の通りの住民やトットヒル・フィールズ刑務所の受刑者よりも、流行のたびにコレラの被害に苦しんだ。＊

昨年〔一八五三年〕八月初旬、ミルバンク刑務所ではテムズ川からの水の利用が完全に中止され、代わりにトラファルガー広場の掘抜き井戸からの水を使うことになった。それは、刑務所の医師であるバリー博士の勧めによるものであった。この変更の三、四日後には、それまで警戒レベルで流行していたコレラは完全に終息した。

＊一八四九年、ミルバンク刑務所ではコレラによって四八人が死亡した。死亡率は四・三パーセントに達した。トットヒル・フィールズ刑務所では、八〇〇人の四人のうち一三人が死亡しており、死亡率は、一・六パーセントだった。テムズ川北側にある他の刑務所の水は、ニュー・リヴァー水道会社から供給されるか、井戸から供給されるかのいずれかであり、それらすべての刑務所を合わせてもコレラによる死亡者は一人

だけであった。その死亡は、ニューゲート刑務所で見られた。

テムズ川の水について

テムズ川の不純物の量は、晩秋に乾燥した天候が長くつづいたことにより、大きく増加した。八月五日から九月一二日までの五週間以上の間、グリニッジで降った雨の量は、王室天文官の報告書にもあるように、わずか〇・二九インチ〔七・四ミリメートル〕だった。潮の満ち引きが達するより上流のテムズ川の流れはとても細くなるので、リッチモンドの上流では、はしけ船の航行は困難だった。しかし、テムズ川は非常に大きな水量を誇っており、毎日その全水量が海に流れ去るとすれば、一二時間で下水道に流れ込む量はそのなかのごく一部に過ぎない。毎回の引き潮で海に流れ出る水量は、テディントン・ロック〔リッチモンド・アポン・テムズにある水門〕を流れる水量に、小さな支流からの水量を足したものに等しい。暑く乾燥した天候で、広大な水面からの蒸発によってリッチモンドとグレーヴセンドの間で水量は大きく減少し、川は細長い湖となった。同じ水が一日二回ロンドンを往来し、その間に二〇〇万人かそれ以上の住民の排泄物を受け入れ、雨が降るまで溜まりつづけた。コレラ流行時には、患者の排泄物は、他の不純物と一緒にテムズ川に蓄積しつづける。高気圧で乾燥した天候が、このようにしてコレラの流行を助長することは、これまでもしばしば観測されてきた。

私は当初、先に述べたサザーク・アンド・ヴォクソール水道会社の水に含まれている塩分量は、もっぱら下水道から川に流れ込んだ塩分だと考えていた。というのも、バタシー・フィールズのような上流で、塩分を含む海水が混じるとは考えていなかったからだ。しかし、上記水道会社の技術者であるクイック氏は、塩水の混合は乾燥した天候が長くつづいた後には、どこでも見られるということを私に教えてくれた。乾季は、テムズ川の不純物の量を増やす一方で、海水を他の時期よりも内陸に流れ込みやすくする。これまで私は、八月、九月のテムズ川の水は調べていなかった。今回、一一月後半の水を調べた。その結果、潮が満ちるたびに海水がわずかに混ざって、バタシー・フィールズに届くのではないかと考えるようになった。一一月一九日に、ハンガーフォード・マーケットで潮の干満時の中間で得られた水から一ガロン〔四・五四六リットル〕あたり五・八グレイン〔〇・三八グラム〕の塩化ナトリウムを回収できた。塩化ナトリウムは、一一月二七日、満潮の一時間半前に同じ場所で採取した水で、一ガロンあたり一九・一グレイン〔一・二グラム〕だった。一方、一一月二八日に、ロンドン橋で満潮時に得られた水には、一ガロンあたり六三・三グレイン〔約四グラム〕の塩化ナトリウムが含まれていた。

一一月二一日にサザーク・アンド・ヴォクソール水道会社が水を供給した家から入手した水には、一ガロンあたり二八・八グレイン〔一・九グラム〕の塩が含まれていた。九月には三七・九グレイン〔約二・五グラム〕だったので、そのときの約四分の三の量であった。上の分析から明らかなように、満潮時は最も多くの不純物が含まれる時間帯であるにもかかわらず、水道会社はテムズ川の満潮時、あるいはその前後にテムズ川から取水していた。海水は、ロンドンの下水道の内容物と同様、テムズ・ディットンまで届かないことは明らかであり、二つの水道会社の水を区別するという私の目的に関して、その源は何であれ、水分中の塩化ナトリウム量は決定的なものであった。

一八五一年一月後半に、グラハム氏やミラー氏、そしてホフマン氏がサザーク・アンド・ヴォクソール水道会社の水を調査したときには、塩化ナトリウムはわずか一・九九グレイン〔〇・一三グラム〕しか含まれていなかった。この量は、昨年〔一八五三年〕九月の調査時に含まれていた量の約二〇分の一、一八五四年一一月二一日に含まれていた量の一五分の一に過ぎなかった(『都市への供給水の化学的性状に関する政府委員会による報告』一七七頁)。

土地の高さと死亡率との関係

ファー博士は、一八四九年のロンドンのさまざまな地区におけるコレラ死亡率と土地の高さ(海抜)との間に驚くべき関係が存在することを発見した。二つの関係は逆相関で、土地が高いほどコレラは少なく、土地が低いほど被害は大きかった。ファー博士は、海抜がコレラ流行に直接的な影響を与えると考えていたが、ウルヴァーハンプトン(イングランド中西部の町)やドウライス(ウェールズ南部の町)、マーサー・ティドビル(ウェールズ南部の町)、ニューカスル・アポン・タインなど、この国で最も海抜の高い町も、何度かコレラの流行に苦しんだことがあったという事実は、この見解に反している。また、敷地内の深い井戸から水が供給されているベツレヘム病院、クイーンズ刑務所、ホースモンガー・レーン監獄や他のいくつかの大きな施設は、土地が低い場所にあるにもかかわらず、また、流行地域に位置しているにもかかわらず、ほぼ完全にコレラの流行を免れていた。トリニティの高潮標識から五六フィート(一七メートル〕の高さにあるブリクストンでは、一万人あたり五五人が死亡しているのに対し、テムズ川北岸の多くの地区では、その半分以下の高さでも、その三分の一も死亡していないという事実も同じ結論を示す。

一八四九年に私は、ロンドンの低地でコレラが流行するのは、水の汚染が進んでいるからだとの見解を表明した（『メディカル・ガゼット』四五号、七四〇頁）。昨年と今年〔一八五三、五四年〕の流行時に、テムズ・ディットンで採取した良質の水を供給された人たちが、相対的にコレラを免れていることも私の見解を裏付ける。その人たちの大半はロンドンで最も低い地区に住んでいた。

ロンドン以外の町での水道による影響

ロンドンあるいはそれ以外の町でも、コレラ流行は水道の影響を大きく受けていた。コレラはリヴァプールやその他の町において、水の供給に問題はなかったものの、貧しい人々が暮らす密集した居住地でかなりの程度流行した。水が排水溝や下水道の内容物で汚染されていた場合を除いて、病気が地域のすべての階級の人に広がった例を私は知らない。私が知っているかぎり、この病気からほとんど完全に免れることができた町は、水道汚染の可能性がまったくなかった町だった。バーミンガム〔イングランド中西部の都市〕やバース、チェルトナム〔イングランド西南部の保養地〕、レスター〔イングランド中部の都市〕といった町は、どの流行に際してもほぼ一貫してコレラを免れてきた。数例発生した場合もあったが、それはこの病気が流行していた土地から新たに到着した人たちや、そうした人たちと接触した人であった。これらの町では、排水溝や下水道と完全に接続を断った水が供給されており、一方、町を流れる小川は水を飲むことが不可能なほど不純だった。レスターは貧しい人々が密集して暮らしており、水道以外、コレラを免れる物理的な利点はほとんど見られなかった。

一八三二年にエクセター〔イングランド南西部の町、イングランド最古の都市ともいわれる〕で最初にコレラが発生したのは郊外のセント・トーマスで、ロンドンから到着したばかりの一人の紳士に加えて、同じ日に三人が発症した。その三人は、女性と二人の子どもであった。女性は、前日に一人の子どもを連れてプリマス〔イングランド南西部の港湾都市〕から帰ってきたところだった。プリマスで彼女は、コレラで亡くなった子どもを看病していた。この時点から五日以内に、町のさまざまな場所で七人の新たな患者が発生した。七人の患者はお互いの接触、あるいは最初の患者との接触はなかった。コレラはすぐに流行し、三か月で一一三五人の患者と三四五人の死亡者を出した。エクセターは、川から一五〇フィート〔約四五メートル〕高い場所に位置している。一八三二年、住民は主に桶と荷車を用いて運んだ川の水を利用していた。そうした情報の詳細はシャプター博士から提供された。また、シャプター博士は下水道についての情報と、その位置を示す地図を提供してくれた（『一八三二年、エクセターでのコレラの歴史』）。エクセターに水を供給していた水運搬人は、水車を回すために作られた支流から水を汲んでいた。最初のコレラ患者が発生したノース・ストリートから来る下水道は町の主要な下水道の一つで、それは、いま述べた二つの水車を回すために作られた支流へ流れ込んでいた。支流があったセント・エドマンド教区は人口密度が高く、川近くの低地にあるということでは他の地区と変わりなかったが、コレラによる死亡率が低かったことは注目に値する。シャプター博士はこの低い死亡率は、セント・エドマンドと水の流れが自由に交差しているからだと考えていたが、それは正しいと私も思っている。〔セント・エドマンドの〕人々はおそらく、水が豊かではない町の人よりも水を飲まないのだろう。そして、お金を払わなければならないが、個人的に清潔さを保つ、より良い機会があるのだろう。だからこそ、ほぼ同数の散発的な患者に曝露したとしても、家庭内や個人的な関係を通して病気が広まることが少ないのだろう。一八三二年のコレラ流行後、エクセターでは、より良い水を供給するための対策がとられたが、シャプター博士の著作を読むかぎり、問題になったのは水の不純さではなく、水不足とその対策費であった。給水施設は、町の二マイル〔約三キロメートル〕北、潮の影響域から二マイル以上離れたエグゼ川に建設された。エクセターにはその後、水が豊富に供給されており、シャプター博士によれば、一八四九年にはコレラは二〇例ほどしか発生しなかったという。そのうちの半分近くは町にやってきたよそ者で、町に到着して二、三日後に死亡した例だった。昨年〔一八五三年〕の夏は、エクセターで発生したコレラによる死亡は一人だけだった。

ハルでの事例

ここでは、一八三二年以降に採用された衛生対策と合わせて、ハル〔キングストン・アポン・ハル。イングランド北東部〕の町について考えてみたい。ハルには、エクセターと同様に豊富な水の供給があったが、エクセターとは大きく異なる結果となった。一八三二年、ハルには町から三マイル〔約五キロメートル〕離れたアンラビー泉から水道管を通して水が供給されていた。一八四四年頃には、より多くの水を供給するために給水施設が建設された。この給水施設は、ハンバー川との合流点から二マイル四分の三〔約四・五キロメートル〕の距離にあるストーンフェリーにあった。一八四九年に、町により良い水を得るために多大な努力をしていた、ハルのホーナー博士が教えてくれた情報と地図によると、町の下水の約半分はハル川に流され、残りはハンバー川に流されていたことがわかった。潮の流れは給水施設を越えて何キロメートルも川を遡り、下水の中の汚物を運んだ。水の供給は潮位が下がったときに行われる。しかし、川の土手の大部分はスゲで覆われ、川底は泥で深く、川の水は決して汚水から切り離せなかった。さらに、ストーンフェリーより上流は、他の部分よりもはるかに深く、船頭らの証言によれば、その深い部分の水の多くは滞留していたという。このように、潮によって運ばれた水は滞留しつつ、〔汚物と〕徐々に混じり合った後で流れていった。また、家族連れを乗せた船は年間五〇〇〇回ほど川を上っていた。川から汲み上げた水は、二四時間、貯水槽で沈澱させられ、その後、町に送られる前に濾過されたという。一八三二年のコレラの流行は貧困層に限定されたが、死者は三〇〇人に達した。

一八四九年のハル〔郊外のスカルコーツを含む〕の死亡者数は一八三四人であったが、

八〇〇〇人あるいは一万人が病気を避けるために町を離れたという。ホーナー博士によれば、死亡者は地区のすべての階級で見られた。町は一八三二年よりも一八四九年には、はるかに水はけが良かったともいう。

ヨークでの事例

一八四九年七月中旬にヨークでコレラが発生したとき、流行は最初、ウォーター・レーンと呼ばれる川の近くの細い通りで起こった。この場所の住民は記憶にないほど古い昔から、町の主要な下水道の一つが終わる場所の近くで、川から水を汲む習慣があった。近年、公衆トイレが作られ、毎朝、その内容物が、彼らが取水していた場所のすぐ上流の川に流されていた。この地域では短期間に、二〇人から三〇人のコレラによる死亡者が出た。医療関係者は不純な水が原因であると考え、人々に対して、町から幾分か離れた川の上流で得た水を、給水施設を通じて供給した。そのため、コレラの流行は町のこの区域ではすぐに見られなくなったが、他のいくつかの区域では広がりつづけた。このようにしてウォーター・レーンではコレラの流行は収まり、無償での水の供給は打ち切られた。すると、人々は以前と同じように川に水を汲みに行くようになった。町にはまだコレラの患者がいて、そのためすぐにこの地域でコレラが再流行することになった。九月の最初の数日に、川から直接水を得ていた人の間で八人の死者が出た。再び一般利用の蛇口が開かれ、川の水を使うことは禁止され、コレラの流行は止まった。その後、コレラが再び流行することはなかった。こうした状況は、私の信頼できる友人から伝えられた話である。

ダンフリースほかでの事例

ダンフリース〔スコットランド南部の町〕の住民は、町を流れるニス川の水を飲んでいたが、そこには下水道の内容物が流れ込み、潮の満ち引きとともに上流から下流へ、また、下流から上流へと漂っていた。一八三二年には、人口一万一六〇六人のうちコレラによる死亡者は四一八人で、一万人あたり三六〇人、つまり人口の二八人に一人が死亡した。一八四八年末に再びコレラがダンフリースを襲ったときは、人口一万四〇〇〇人のうち四三一人が死亡した。それは人口三二人〔三二人〕あたり一人に相当した。死亡率はどちらの流行の際も非常に高かった。

ランカシャー州〔イングランド北西部〕のプレストンとオールダム〔現在はグレーター・

マンチェスターに属する〕は、隣接する丘陵地の表層流水から水が供給されており、一八四九年にはどちらの場所もコレラの発生はほとんど見られなかった。ペイズリー〔スコットランド西南部〕の町の大部分も、同様の方法で水が供給されていた。一八四九年に発生したコレラ患者は、この水供給が及ばない町の四分の一に限られていた。ノッティンガム〔イングランド中北部の都市〕には、町から少し離れたトレント川から汲み上げ、濾過された水が供給されていた。一八三二年時点で、町の人口は五万三〇〇〇人だったが、水の供給はすべての住民には行き渡らず、コレラは貧しい人々の間で広まり、二八九人の死亡者が出た。その後、水はすべての住民に供給されるようになり、一八四九年の流行による死者は一三人にとどまった。地元の衛生委員会は〔濾過された〕水の供給を、コレラから免れた主な原因の一つとしてあげた。私はそれは正しいと信じている。しかし、昨年の夏には、ノッティンガムでコレラによって七人の死者が出た。

グラスゴーでの事例

グラスゴー〔スコットランド西南部の港湾都市〕には、今世紀の初めからクライド川の水が供給されていた。クライド川の水は、町の少し上流の方で、潮の影響を受ける範囲で得ていた。その結果、水は下水道の内容物と混ざり合った。水は砂を通して不完全に濾過されていた。しかし、一八四七年には、グラスゴー南部を形成するゴーボールズ教区に、近隣の高台に集められた水が供給されるようになった。グラスゴーのリーチ博士は、この水がコレラの流行に及ぼす影響について次のように述べている。

「今回のコレラ流行は、一八三二年の流行と比較して注目に値する驚くべき状況がありました。先の流行時からすると、クライド川の南側のグラスゴーの人口は、ほぼ二倍になっています。人口増加と軟水供給の導入を除けば、二回の流行時期ともその他の状況はほぼ変わりありませんでした。ゴーボールズ教区は、一八三二年のコレラ発生の際には恐ろしい被害にあいました。一方で、クライド川の北側のグラスゴーもまた、深刻な被害を受けました。一八四八、四九年の流行時には、ゴーボールズ教区では比較的少数の患者が発生しただけでした。しかし、グラスゴーの他の地域での流行は非常に深刻でした。医学会の全会一致の意見は、この比較的少ない患者の発生は、軟水の供給に起因するというものでした」(『都市供給水に関する総合健康委員会報告』一八五〇年、五五頁)。昨年〔一八五三年〕の冬にグラスゴーでコレラが流行したとき、ゴーボールズ教区は再び、同じようにコレラの影響を免れたと聞いている。

パリでの事例

パリの水供給に関する次の一節は、ファー博士の『一八四八—四九年のコレラに関する中央保健総局の報告書』から引用したものである。「パリの水はさまざまな水源から供給されているが、五分の四はナポレオンの決定により航行用に掘られたウルク運河から供給された水であった。一八三二年を含む数年間、コレラの流行が致命的だったとき、パリは、ボートやはしけの船溜まりから汚い水を汲み上げていた。しかし今は、ボートやはしけの船溜まりの手前の運河から汲み上げられている。……パリのコレラ死亡率は、一八三二年には、瀟洒なショセ＝ダンタンと高台のモンマルトルで、人口一万人あたり八〇人、オテル・ド・ヴィル（市庁舎）やシテ島といった低地でそれぞれ五三〇人と五二〇人となっていた。」（同報告書七八頁）

ニューカスルでの事例

ニューカスル・アポン・タインの町は、コレラの流行に水道が影響を与えていることを示す良い例である。一八三一年から三二年にかけて、ニューカスルには上水施設がなく、不十分ながら湧き水で水が供給されていた。人々は家まで幾ばくかの距離の道をあえぎながら運んでいた。このときの流行はかなり深刻なものだった。一八三一年一一月から一八三二年一一月までの間に、四万二七六〇人の人口のうちコレラによる死亡者は八〇一人だった。この病気は主に貧しい人々の間で流行し、川近くの町の海抜の低い場所で最もひどい影響を及ぼした。一八三二年には、町の少し上にあるタイン川に上水施設が設置されたが、それは一八四八年には放棄され、一〇マイル〔一六キロメートル〕ほど離れたウィトル・ディーンにある小川や泉から水の供給を受けることになった。一八四九年には、人口は七万一八四七人に増加したが、そのなかで、コレラによる死亡者は二九五人だった。一八五三年七月の初め、イギリスでコレラが再流行する二か月前に、ウィトル・ディーン水道会社は、水源が人口やさまざまな工場の需要に十分対応できないことに気づき、タイン川から水を得るために、上述の旧水道を利用することにした。

会社が川から水を汲み上げた地点は、ニューカスルから一マイル〔一・六キロメートル〕ほど上流にあり、一方、潮は町から六マイル〔九・七キロメートル〕も遡って流れ、下水の内容物を運んでいた。また、タイン川の川岸にある水道施設の上流には、数千人もの坑夫や鋳物工が住む地域があった。タイン川の水は濾過されることなく、ウィトル・ディーンからの水と二対一の割合で混合された。混合した水は変色しており、一ガロン〔四・五四六リットル〕あたり七・一グレイン〔約〇・五グラム〕の大量の有機物を含んでいた。

一八五三年の秋、ハンブルクとバルト海のほぼすべての港でコレラが流行した。そこから、タイン川には毎日のように何隻もの船が到着していた。下痢を伴う最初のコレラは、八月二七日と二八日にニューカスルから三マイル〔四・八キロメートル〕下流、タイン川沿いのベル・キーで始まった。ベル・キーでの患者の一人は、ニューカスルの母親を訪問中に症状が悪化し、九月二日に死亡した。母親はその日の夕方に病気を発症し、翌日に亡くなった。九月一日と二日にニューカスルで別の患者が発生したが、それは、この二人とは無関係だった。ベル・キーでは、ブレーメンからの船が最初の患者が発生した家の対岸に停泊していたが、この船で病気の発生はなかった。したがって、コレラの正確な経路は不明である。

病気はすぐに、この国では前例のないほどの規模で拡大した。九月一五日には一日の死亡者が一〇〇人を超えた。人口八万六一一四人の都市で、九週間のうちにコレラによる死亡者は一五三三人に達した。人口一万人あたり一七八人である。こうした死亡者の多くは数日間に発生したもので、一〇〇一人が九月一三日から二三日までに死亡した(『ニューカスルでのコレラに関する委員会報告』四七四頁)。

タイン川のニューカスルとは対岸に位置するゲーツヘッドにも同じ水が供給されていた。一八四九年には、コレラによる被害は比較的少なかったが、一八五三年の秋には人口二万六〇〇〇人のうち四三三人がコレラで死亡した。それは人口一万人あたり一六六人に相当した。

ニューカスルとゲーツヘッドで最も低い通りは、高潮標識から約五フィート〔一・五メートル〕の高さだが、この高さにある通りはごくわずかだった。川から少し離れた場所で、川の両岸が急に盛り上がっていたからだ。どちらの町も大部分は川から高さ二〇〇フィート〔六〇メートル〕近くにあり、場所によっては三〇〇フィート〔九〇メートル〕近い高さの地区もあった。水道会社はこうした地区にもすべて水を供給していたが、すべての地区がコレラに襲われ、町のどの階級もそれを免れた人はいなかった。最も密集した地域で、死亡率が最も高く、一軒家が多い地区よりも、一部屋しかない

9月	12	13	14	15	16	17	18	19	20	21	22	23
死亡者数	38	59	90	106	114	103	103	111	85	68	82	60

共同住宅が多い教区で死亡率が高かった(前掲、一二五頁)。これは、私が提唱する原則とよく一致している。今回のコレラの突発的流行について報告した委員会は、ニューカスルの不適切な配置の建物、欠陥のある排水設備、トイレの欠如についても正しく指摘している。しかし、ニューカスルが他の町よりもコレラ発生が少なかった一八四九年にも、むしろ、一八五三年より大規模にこうした欠如は存在していた。そしてそれらは、一八五三年までに、多くの点で改善されていた。

コレラの大惨事を飲み水の濁りとその不快な臭いに結びつけた住民が激しく抗議した結果、会社は九月一五日にタイン川からの取水を完全に停止した。一日か二日はタイン川の水が水道管の中に残っていたが、急増していた死亡者は一七日には減少しはじめ、二〇日にはかなり減少した。この流行で最も致命的だった時期におけるニューカスルでの死亡率〔死亡者数〕の推移は、以下の通りだ〔上表参照〕。ゲーツヘッドでもまったく同じ時期に死者数は減少しはじめた。

前の衛生局長官は、医学調査官の一人であるウォラー・ルイス博士に対して、ニューカスルでコレラが流行していた時期の、純粋な湧き水を使用した場合と水道会社の水を使用した場合との相対的な効果について、詳細に調査するよう指示した。しかし、残念ながら、調査は行われなかった。ニューカスルおよびゲーツヘッド全体に対する調査には、ランベスやニューイントン、ロンドンの特別区などで私が行った調査の四分の一の労力も必要としなかっただろう。ルイス博士は、水道会社の責任者であるメイン氏に呼びかけ、コレラの激しい流行があった三つの通りとグリーンハウ・テラス(そこでは、水道会社の水ではなく、良い湧き水が供給されていた)から無作為に抽出した家屋で調査を行った。ルイス博士は、すべての物理的条件が一致する場所(一方は湧き水が供給されていて、他方は水道会社の水が供給されている場所)が二つと見つからないため調査を断念した。ルイス博士はそのことについて報告を行わなかった。一方、メイン氏は、この調査に関する論文をニューカスル病理学会へ送った。その抄録は『メディカル・タイムズ・アンド・ガゼット』誌に掲載されている。

水道会社が部分的に水を供給している通りにグリーンハウ・テラスを加えた上で、単なる下痢によるコレラ、致死的なコレラ、その他のコレラを含めることによって、メイン氏は明らかに水道会社の水に有利な結果を示すこともできた。しかし、彼は親切にも、自らの論文の写しを私に送ってくれた。それには、調査の詳細が記載されていた。それを追ってみると、水道会社からまったく水が供給されていなかったグリーンハウ・テラスを除いて、致命的なコレラの事例はなく、水道会社の水が供給されていない家庭では擬似コレラの事例さえないことがわかった。すべての死亡者とコレラ患者は、この水道会社からの水を使用している家庭で発生した。一方、ポンプ井戸の水しか使わなかった家では、単に下痢があっただけだった。水道会社から水が供給され、入所者が五四〇人いる救貧院では、コレラまたは擬似コレラが一二人、死亡者が七人出た。一方、敷地内の井戸から水が供給された兵舎では、兵士が五一九人いたが、下痢は見られたものの、コレラや擬似コレラは発生しなかった。

医療従事者たちの考え方

水を介したコレラの伝播は、一八三〇年にコレラが流行したモスクワでの事例によく現れている。そこでは、流行の第二波は深刻ではなかった。一八三〇年以降、モスクワ川北側に位置する町の大半は、遠く離れた湧き水から水道管を通して良質な水が供給されていた。一八四七年のコレラは、主として、川の南側にある地域に限定されていたが、そこには新しい水の供給は延びておらず、人々はまだ不純な川の水を飲んでいた(一八四八年の都市衛生委員会の第一二回報告に引用されたスウェーデンの委員会報告)。

上記の例は、飲用水の汚染がコレラの伝播に及ぼす広範囲な影響を説明するに十分なものである。

昨年〔一八五三年〕一〇月一四日付の『週報』で、ロンドン南部地区における汚染水の影響に関する決定的な調査について総登録官が言及した後、ほぼすべての医学雑誌(定期刊行物)に、汚染された水とコレラとの関係を認める記事が掲載された(『メディカル・タイムズ・アンド・ガゼット』『ランセット』『アソシエーション・ジャーナル』)。すなわち、汚染された水の影響は、専門家によって認められたと結論してもよいと思う。一方、飲用水中の病的な物質が飲み込まれることによってコレラが人から人へと伝播することについては、医療従事者たちがまだそれを信じていないことには、疑いの余地がない。かつて医学者は、病気の原因を「素因(病気へのなりやすさ)」「励起」「近因」の三つに分けて考えた。「近因」は、病気そのものであり、したがってそれに言及することは難しい。しかし、医学者は今でも、原因を「素因」と「励起」に分ける。

梅毒やかゆみのように、その原因が十分に理解されている、ある種の伝染性疾患の治療では、素因が言及されることはない。天然痘や麻疹、猩紅熱《しょうこうねつ》の治療でも、素因はほとんど言及されない。一方、多様な持続性の発熱には「素因」が言及されつづけてい*る。医療従事者の多くは、コレラの流行における汚染された水の影響を認めながらも、汚染された水は、空気中あるいはその他の場所に存在する未知の原因によって影響を受けた体内組織に作用して、病気を引き起こすのだと今も信じている。しかしながら、以下に示す理由から、ここではそうした意見には立ち入らないことにする。それは、もし汚染された水の影響が正しく認められるならば、コレラの真の原因は汚染された水にあると結論づけられなくてはならないということだ。

*病気の発生には、小麦やカブの収穫と同じようにさまざまな条件が必要だが、そうした条件を「原因」という名で厳めしくする必要はない。

私は調査のなかで、ロンドン南部地区では、とくに家政婦や若い男性が田舎からサザーク・アンド・ヴォクソール水道会社が水を供給している家に来て、数日後にコレラで死亡したという事例に幾度も遭遇した。ウォータールー・ロード二区の登録官は、この点について、昨年〔一八五三年〕八月二六日に次のように述べている。「致死性コレラの三例目の患者は最近田舎から来た。同様の事例は、しばしば登録官の関心を引く」。私は、これらの患者が発生した家に、上記の会社〔サザーク・アンド・ヴォクソール水道会社〕の水が供給されていたことを確かめた。三六ページ〔原書での頁〕に記載されているバルチック艦隊でのコレラの発生は、汚染された水が船内に持ち込まれた後、四八時間以内に発生した。そして最後に、汚染された水は単に、他の何らかの原因によって影響を受けた体内組織に作用することで病気を引き起こすに過ぎないというのなら、井戸あるいは他の限られた供給源が汚染されたケースにおいて、周辺住民のコレラ患者は増加していないのに、汚染された水を飲んだ人のほぼすべてがなぜ一斉に発症するのか、説明できないであろう。

　水を介したコレラの伝播を示すすべての証拠は、私が述べたように、貧しい人々の密集した住居や炭鉱、その他の場所において、患者の排泄物で手が汚れたり、あるいは少量の排泄物が食べ物と一緒に飲み込まれることによって起こるのを裏付ける。それはあたかも、ペンキ塗り職人が非衛生的な習慣によってペンキを飲み込み、鉛疝痛《えんせんつう》〔鉛中毒による腹痛〕を発症するのと似ている。

いくつかの反対意見

コレラの伝播様式についての私の見解に対しては、一、二の反対意見があるが、それは注目に値するものである。ピアースとマーストンの両氏は、一八五三年にニューカスル診療所で治療されたコレラ患者についての説明のなかで、そのうちの一人が米のとぎ汁様の排泄物を誤って飲んでしまったが、何も起こらなかったと述べている（『メディカル・タイムズ・アンド・ガゼット』一八五四年、一号、一八二頁）。この否定的な出来事に対しては、私たちがいまだ知らない、いくつかの条件がコレラの伝播には必要だということを示しているに違いない。私たちが知っている特定の条件とは、他の病気の伝播に必要なものだ。梅毒は発症初期段階でしか伝染しない〔原文ママ〕。また、痘苗《とうびょう》〔種痘の材料〕が適切な効果を発揮するためには、特定の時期に〔病変から〕採集されなければならない。上に述べた出来事では、摂取された排泄物が大量だったために、その作用が妨げられた可能性も否定できない。毒素の効果は、最初に体内に入ったものに起因するものではなく、潜伏期間と呼ばれる期間に増殖した生成物、あるいはその子孫が原因となることを覚えておく必要がある。穀物や種を一袋丸ごと地面の穴に植えたとしても、作物ができるかどうかは非常に疑わしいのと同じである。

ティエルシュ博士は、最近ミュンヘンで行われた議論にあるように、コレラ患者からの排泄物は、そのままではこの病気を発生させることができないという意見をもっている。そのなかで腐敗が起こり、六日から九日が経過するとコレラの誘発が可能な状態になるというのである。博士は、シロネズミに少量のコレラ〔毒素を含む〕排泄物を与えた実験からこの意見を得た。コレラ毒素が人から排泄されて別の人に入るまでの間に、何らかの変化や発展が起こることは、すべての類推に矛盾するものではない。しかし、ティエルシュ博士がシロネズミで引き起こした致命的な腸の不調は、特定の病気ではなく、腐敗した栄養物の影響であった可能性が高い。コレラの伝播については、本稿の冒頭で述べたように、患者に接触してから二四時間から四八時間後に発症した例が最も多い。一例目の患者発生とその後の患者発生との間には一週間ほどの間隔が空く場合が多い。このような場合には、排泄物は汚れた衣類などの上で乾燥した状態で、何ら変化を受けることなく残っている可能性が高い。

繰り返される反論

水を介したコレラ伝播に対する繰り返される反論は、水を飲んだ人は誰でもすぐにこの病気にかかるはずであるというものである。この反論は、コレラが属する科学の分野を取り間違え、自然史の一つとしてではなく、何の疑いもなく化学の問題として扱っていることに起因している。毒素は、適切な状況下で増殖する特性をもっており、化学塩のように水で無限に希釈できるわけではない。コレラの毒素が、水に一粒一粒平等に拡散するとは考えられない。サナダムシの卵は間違いなく下水を通してテムズ川に流れ込んでいるはずだが、コップ一杯の水を飲んだからといって、人が誰でも卵一個を飲み込んでしまうわけではない。流行の時期〔段階〕によって川に存在するコレラ毒素の量が異なること以外にも、多くの他の状況が、毒素の摂取量に影響を与えているだろう。例えば、容器に残っている間に微生物などによって分解されたり、貪食されたり、あるいは単に、容器の底に沈んだままとなっていることなどである。ゴールデン・スクエアのブロード・ストリートにあるポンプ井戸の場合、もしコレラの毒素が、肉眼で見ることのできる細かく白っぽい羊毛状のものの中にあったとすれば、それを取り除くことなく水を飲んだ人がいたかもしれない。というのも、それはすぐに容器の底に沈んでしまうからである。

臭気はコレラの原因ではない

私が説明しようとしている原則を確かなものにするために、他の意見に反対する必要は必ずしもない。というのは、私が取り組む分野はほとんど未開拓だからだ。コレラの現象を説明するための、これまで最良の試みは、患者から周囲の空気中に臭気が放出され、他の人がそれを肺に吸い込むことによって病気が伝播するというものであった。しかしこの見解では、コレラ患者の近くにいたが発症しなかった人の数や、患者に接することがなかったのに発症した人の数を説明することはできない。そこで、これを説明するために、素因〔体質〕と呼ばれるものに大きく依拠する必要があった。またそうした説明では、ゴールデン・スクエア近隣で発生したような、突然で暴力的な病気の突発的流行を完全に説明することはできなかった。

多くの人が支持してきたもう一つの見解として、コレラは空気中に存在する未知の何か（それは局所化するもので、動植物の分解によって放出される気体によって影響が増大するもの）によって引き起こされるという説もある。しかしこの仮説は、大気の運動によって、また風がない場合でも、気体の拡散を支配する法則によって否定される。さらに言えば、コレラと不快な臭気とのつながりには、原因と結果を示すような関係はまったくない。前述のように、ロンドンの不快な臭気が非常に強かった場所でコレラが軽度であった一方、ケニントンやクラッパムといった比較的開放的で清潔な地区で深刻な被害が出た。調査が行われたとすれば、その不快な臭気は、コレラとの間でよりも、皮膚のかゆみとの間で、はるかに密接なつながりがあることを見出したに違いない。しかし、私たちはかゆみの原因をよく知っているので、このつながりがコレラの原因と結果を示すものではないと理解している。

リー氏による地質学的仮説

シンシナティ〔アメリカのオハイオ州南西端の都市〕のジョン・リー氏は、コレラの地質学的理論を提唱した(『コレラ、地質学的理論を参考にして』シンシナティ、一八五〇年)。彼は、コレラ毒素(彼はそれが患者の周囲の空気中に存在すると信じている)が効果を発揮するためには、飲用水中の石灰質またはマグネシウム塩の存在が必要であると考えた。このリー氏の見解は、私たちが知っているコレラについての見解と一致しないが、注目すべき点もある。彼によれば、アメリカの西部地区では、コレラは砂質の地域を迂回する一方で、石灰質の地域では荒れ狂ったという。さらに言えば、石灰質の水を使う人が致命的な影響を受ける一方で、砂岩水や軟水を使う人たちの間ではさほど流行しなかったという。リー氏は、河川の水を使用して深刻な被害を受けた町の例を多数挙げているが、軟水の湧き水や雨水しかなかった町では、ほぼ完全にコレラを免れた。彼はまた、雨水だけ使っていた家庭では、コレラはほとんど発生していないとも述べている。河川が排泄物によって汚染されることは明らかだが、雨水がそれほど汚染されていないこともまた同様に明らかなことである。私の専門外だが、砂やすべての砂岩層には有機物を酸化して破壊する効果があるが、石灰岩にはそうした効果はないことが知られている。リー氏がコレラと水との間に観察した関連性は非常に興味深いものであるが、彼が述べた説明とはまったく異なる説明も可能である。

コレラの持続期間と人口との関係について

コレラの歴史と関連して、上で説明した原則に従って納得のいく説明ができる状況もある。その結果、そうした原則は確認される傾向にある。最初に注意すべき点とし

場所の数		期間(日)		平均人口
52	…	0〜50〔未満〕	…	6,624
43	…	50〜100〔未満〕	…	12,624
33	…	100 以上	…	38,123
34				78,823

て、異なる場所での流行の持続期間があるが、これはコレラの伝播様式とは無関係に、単に病気の感染性に関連している。ある場所におけるコレラ流行の持続期間は、通常、人口に比例する。流行は、村では二、三週間、そこそこ大きな町では二、三か月だが、大都市では一年以上に及ぶことも多い。一八三二年のイングランドのコレラ流行に関するウィリアム・メリマン博士の貴重な表をもとに私が一八四九年〔四四年か〕に分析した結果(『王立医学外科医師会紀要』一八四四年)では、流行が五〇日未満の場所が五二か所あり、それらの人口の平均は六六二四人であることが示された。同じように流行が五〇日以上、しかし一〇〇日未満だった場所は四三か所あったが、それらの平均人口は一万二六二四人であった。ロンドンを除いて、一〇〇日以上流行がつづいた場所は三三か所あり、平均人口は三万八一二三人だった。あるいは、ロンドンを含めると三四か所で、平均人口は七万八八二三人となる。以下の表〔上表〕は、これらの数字をよりわかりやすい形で示している。

一八四九年も、コレラの流行持続期間と人口との間には同様の関係が見られた。明らかにこの関係は、患者から患者へ病気が伝播することを示している。というのも、それぞれの症例が以前の症例とは関係なく、何らかの未知の大気や土地の状態に依存しているのであれば、村で発生した二〇の症例が、大きな町で発生した二〇〇の症例と同じくらい長期間にわたって流行しないとする理由はないはずである。

一本の通りでのコレラの流行持続期間でさえ、個々の家での持続期間と比較すると、同じような結論に達する。ミュンヘンでのコレラに関する報告書中の表(『メディカル・タイムズ・アンド・ガゼット』一八五四年一一月二五日付)は、ある通りでは流行が三、四週間つづいたものの、数人が発症するだけの家庭では六、七日しか持続しないことを示している。ペッテンコファー博士は次のように述べている。「もしこの病気の近因が、一定の数の通りや特定の地区に広がっていて、その発症が個人の素因のみで規定されるとすれば、すべての通りにおける病気の発症もそれによる死亡も、そうした近因が同時に出現した一軒の家でのみ発生することが期待されるはずである。しかし、病気の近因が一般的なものではなく、局所的なものであったとすれば、病気が一戸の家に現れる期間は、通り全体に現れる期間とは大きく異なるものとなるだろう」。

私たちが知っている、家庭内での局所的なコレラの原因は、病気の流行地から新たに到着した人であることが多い。

コレラと天候との関係

秋にイングランドにコレラが持ち込まれるたびに、コレラはほとんど進展せず、冬から春にかけては増加せずに長引き、翌年の夏には徐々に増加し、夏後半に最高潮に達し、秋の涼しい日になると急速に減少するという経過をたどる。一方、スコットランドのほとんどの地域では、コレラは持ち込まれた直後の冬に毎回流行の増加を見た。コレラの流行進展におけるこれらの特性について、私が考えるところの説明をここに提示する。イングランド人は、原則として、暖かい天候の時期を除いて、煮沸していない水を飲むことはあまりない。彼らは食事のときには、一般的にお茶やコーヒー、ビール、あるいはその他の人工飲料を飲む。また、暖かい天候の場合を除いて、食事と食事の間に何かを飲む習慣もない。しかしながら、夏にはより多くの量の飲み物を欲し、寒い天候の季節よりもよく水を飲む。その結果、主に冬のあいだは、コレラの発症は貧しい密集した家族や、前に説明したように、常にお互いの排泄物に触れている鉱山の人々に限られるものの、夏になると、下水が流れ込むと同時に飲用水を供給している河川のある町の住民たちのあいだでコレラが流行する。さらに言えば、井戸や限られた水の供給源が、たまたま排水や汚物溜の内容物で汚染された場合、煮沸していない水がより頻繁に使用されている時期に、病気が広がる可能性が高くなる。

一方、スコットランドでは、蒸留酒に混ぜるために煮沸していない水が頻繁に使われている。スコットランドの居酒屋に二人か三人で入って、一ジル〔一四二ミリリットル〕のウイスキーを頼むと、一杯の水差しとタンブラー・グラスがウイスキーと一緒に出てくる。スコットランドでは、ビールは限られた範囲でしか飲まれていない。人々がよくするように、水なしで蒸留酒を飲むと、喉が渇き、その後に水を飲まざるをえなくなると聞いたことがある。

それ以外にも、寒冷な天候でよりも温暖な天候でコレラの伝播を助ける要因があるかもしれない。昆虫、とくに一般的なイエバエが病気を広めることもないわけではないように思う。友人の話によれば、ハエの殺虫剤としてクアシア〔苦木《ニガキ》〕の浸出液を部屋に置いていたところ、パンやバターにクアシアの味を感じたことが、一度ならずあったという。

コレラによる死亡者の性別比較

ファー博士は、流行の異なる時期(段階)におけるコレラによる死亡者の性別について、次のように非常に重要な情報を提供している(『コレラに関する報告』一八四八〜四九年、四〇頁)。

「流行初期には、男性の死亡者数は女性のそれを大幅に上回った。一八四八年の一〇月、一一月、一二月の死亡者は男性六一二人、女性四九三人で、割合で言えば、一〇〇対八〇となっていた……。

「一般的な法則として、コレラによる死亡率が非常に高くなると、女性の死亡数が男性のそれを上回る。

「ロンドンでは流行の過程で、影響を受けた男女の割合に顕著な変化が観察された。一八四八年一〇月の四週間では、男性八〇人、女性四二人のコレラによる死亡が記録された。その年の最後の一三週間では、男性二五八人、女性二一〇人となり、すべての年齢で男性が女性を上回ったが、一五歳から二五歳までの年齢ではとくに男性が多かった。一八四九年三月までの四半期における死亡者数は、男性二五〇人、女性二六六人で、二五歳以上では女性の死亡者数がかなり多くなっていた。六月に大流行が始まったときには、男性で再び最も多くの犠牲者が出たが、七月の終わりには、女性の死亡者数が男性のそれを上回り、それは流行が終わるまでつづいた。死亡率が最も高かった週には、男性八九五人、女性一一三一人の死亡が報告された。九月までの四半期には、二五歳未満の男性の死亡者数が女性のそれを上回ったが、それより上の年齢層では、その割合は逆転している。」

女性の大半はほとんどの時間、家にいて、食事は家でとる。一方、男性のかなりの人は仕事で移動し、さまざまな場所で飲食をする。結果的に、患者が何か所かに限局される流行初期には、男性はコレラ毒素の影響を受けやすくなる。しかし、コレラがより広範囲に拡散した流行後期には、移動する人々だけでなく、家にいる人々にもコレラは容易に達する。女性には男性と共通するリスクがあるのに加えて、病人を看病することのリスクもある。

コレラの毒素が水道会社の水道管を通して伝わるとき、上記の法則は通用しない。

女性は男性よりもビールを飲む習慣が少なく、したがって水を飲む傾向が強い。そのため、発症者数には逆の傾向が見られることになる。それは〔コレラの原因は水にあるという〕問題に関するここでの見解を裏付ける。本書の付録に記載されている三三四人の死亡者（そのうち二八六人はサザーク・アンド・ヴォクソール水道会社の顧客）のうち、男性は一四七人、女性は一八七人であった。最近の流行では、最初の四週間でこうした死亡者数が見られた。一方、この期間にロンドンの他の地域で発生したコレラによる死亡者二三九人のうち男性は一四〇人、女性は八九人であった。この期間の大都市（ロンドン）全体の死亡率〔死亡者数〕を合計すると、わずかに男性が多く、その数は男性二八七人、女性二七六人、合計で五六三人となっていた。

コレラによる子どもの死亡について

一八四九年のイングランドにおけるコレラによる死亡者は五万三二九三人で、そのうち一万四七一八人（全体の二七パーセント）が一五歳未満の子どもであった。本書の付録に記録されている三三四人の死亡者のうち、一二七人（三八パーセント）が一五歳未満の子どもであった。一方、流行の最初の四週間に、ロンドンの残りの地区で発生した二二九症例のうち、わずか六一例(二六パーセント)が一五歳以下の発症で、割合は一八四九年に全イングランドで発生したものとほぼ同じであった。テムズ川のバタシー・フィールズから汚染された水を供給されていた家では、子どもたちの死亡者の割合が高くなっていた。これはおそらく、子どもたちが暖かい季節に水を飲むのを好むという事情に起因している。私は、ロンドン南部地区で調査を行った際に、次のような発言をよく耳にした。「子どもたちは、お茶やその他の物よりも水が好きです。子どもたちを水桶から遠ざけておくことはできません」とか、「死んだ子はその水を大量に飲んでいました。彼女〔死んだ子〕は、自分で桶から水を飲むのに十分な背の高さでした」という話も聞いた。

職業別に見たコレラによる死亡率

キングス・カレッジ病院の医師ガイ博士は、一八四八～四九年の流行の際、ロンドンにおいてコレラで死亡した一五歳以上の男性四三一二人の職業を示した表を、死亡者の生存者に対する割合と合わせて作成した。割合は一八四一年の国勢調査で確かめられた。表をすべて掲載するスペースはないが、最もコレラに苦しんだ職業と、最もそうでなかった職業とを表の中から選んでみた。ガイ博士の表の要約〔表14〕には、死亡者数が生存者数の五〇分の一以上あったすべての職業と、死亡者数が生存者数の二五〇分の一を超えなかったすべての職業が含まれている。

相対死亡率の高い職業のいくつかでは、生存者数が少なすぎて信頼できる統計結果を得られなかった。そうした例での高い相対死亡率は、職業とは関係のない偶発的な状況によるものであろう。しかし他の例では、死亡者数や生存者数は十分で、それが偶然でないことを示している。例えば、二九九人の船員は、その職業に就いていた推定人数の二四分の一が死亡している。船舶のバラスト運搬人の七人も全体に占める割合はちょうど同じで、また、雇用されていた五三人の石炭運搬人は、三二人に一人の割合で死亡していた。こうした職業の人々は、すべて河川のそばに住んでいたか、または河川で働いていた。そこでは、船の舷側からバケツで汲んだ水を飲むのが習慣となっていた。六七人の行商人の死亡率は、二二人に一人だった。こうした人々は常に移動しており、密な共同宿泊施設を利用する習慣があったため、伝染性の病気にかかりやすい傾向にあった。皮なめし職人のほとんどは、バーモンジー地区かランベス地区に住んでいて、一八四九年には、以前説明したように、非常に不純な水しか供給さ

表 14

	死亡者数	割合
公吏	12	1/49
煉瓦積み職人，建設業者	14	1/39
牛飼い，酪農，乳業者	8	1/20
卵売り	5	1/6
魚屋	11	1/20
八百屋	12	1/28
貸し馬屋	5	1/37
油屋	13	1/46
紙屋	2	1/15
養鶏者	3	1/32
帆職人	2	1/30
ろくろ師	2	1/50
バラスト運搬人	7	1/24
石炭運搬人	53	1/32
ごみ清掃人	6	1/39
鋳物師	10	1/12
露天商あるいは行商人	67	1/22
石版工	3	1/48
模型職人	3	1/41
磨き屋	4	1/36
船員（グリニッジ年金生活者を含む）	299	1/24

	死亡者数	割合
皮なめし職人	22	1/39
織物職人	102	1/36
医師	16	1/265
判事，弁護士	13	1/375
商人	11	1/348
競売人	1	1/266
馬具屋	1	1/250
真鍮職人	3	1/318
馬車作り	16	1/262
コルク製品製造	2	1/279
下男	25	1/1572
宝石商，金細工師，銀細工師	6	1/583
製粉業者	2	1/266
ロウソクやオイルランプの製造	2	1/430
活字鋳造	1	1/390
葬儀屋	2	1/325
倉庫番	8	1/472
時計職人	11	1/364
車輪大工	8	1/294

れていなかった。織物職人たちはおそらく、スピタルフィールズのアパートに密集して暮らしていて非衛生的な生活習慣のため、死亡率が高かったのだろう。

男性のなかでコレラの被害が少なかったのは、従僕や下男らであった。病気に曝露されない社会階級(階層)を考えることは不可能であるが、彼らはロンドンの最も良い場所に住んでいて、主人よりもずっと外出の機会が少なかった。医療従事者や葬儀屋の死亡率の低さも注目に値する。その伝染性を信じていた人たちの意見のように、患者あるいは遺体から出る瘴気や、感染域と呼ばれる場所に潜む瘴気によってコレラが伝播するとすれば、どちらの場合でも、医療従事者や葬儀屋にこの病気の発症は多かったはずである。しかし、病気の伝播が本書で説明している原則によるならば、これらの職業の人たちに病気が多い理由はない。

ガイ博士が作成した表には驚くべき状況が示されている。一人の醸造家の親方がコレラで死亡している。彼は、一六〇人の同業者のうちのただ一人の死亡者で、醸造家の男性や使用人で他にコレラで亡くなったという記述はない。しかし、ロンドンでは、こうした職業の人々は非常に多くいるに違いない。事実、表をよく見たところ、一八四九年の最も死亡率の高かった数週間に、こうした職業の人々に二、三人の死亡者を発見した。しかし、醸造家の男たちが、そのとき〔一八四九年〕の流行でも、最近の流行でも、コレラに苦しむことが少なかったことは間違いない。その理由はおそらく、彼らが水を飲まないためで、水を介したコレラ毒素の摂取を免れているからに他ならない。

コレラは河川に沿って広がる

河川の流れに沿ってコレラが大流行することは、四半世紀前からよく知られていた。それは、私の仮説による伝播様式からも納得できる。河川には常に土手に住む人々の排泄物が流れ込み、また、川はその地域の住人に飲用水を供給してきた。河川の水によってこの病気が伝播することについて、病気は河川の流れと反対方向に広がっていくという異論が唱えられることがある。〔こうした異論に対する私の〕回答は、水が人々の間で病気を伝播させる媒体としての役割を果たす一方で、人々が河川を上流に遡って移動し、村から村へ、町から町へと病気を伝播させている、というものだ。このようにして、新たな犠牲者に到達することなく病気が消滅するのを防いでいるのである。

私が述べてきた原則は、水はけの悪さがコレラの蔓延を促進するということで、それは岩や砂岩、砂利よりも粘土質の土壌の方がコレラの流行が広がりやすいという状況をうまく説明する。排水溝がなければ、人の排泄物は地面に浸透し、ポンプ井戸へ染み込む。人口五万二八六三人のマーサー・ティドビル〔ウェールズ南部の町〕には排水溝がなく、人々はポンプ井戸から水を得ている。ここは、流行のたびにコレラに悩まされてきた。一八四九年のコレラによる死亡者数は一六八二人で、人口一万人あたり二三四人〔三二八人〕であった。死亡率は、水道会社の蒸気機関によってコレラ毒素が撒き散らされていたハルやロンドン南部の一部地区と同じくらい高かった。岩や砂岩、砂利は、一般的に有機物の分離や酸化によって水を浄化するが、粘土はこのような好ましい影響を及ぼさない。

ペストとコレラの類似性について

コレラの伝播様式について初めて現在のような結論に達した一八四八年の後半以降、私は、他の多くの病気も同じように伝播することを確信するようになった。

ペストがこの国を襲ったとき、ロンドンやヨーク、ウィンチェスター、そして淡水河川が通っているその他の町で最も死亡率が高かった。テムズ川南岸の地区では、北岸地区と比べて二倍も死亡率が高いという点で、それはコレラに似ていた。一六三三年に出版されたストウの『調査概観』からの次の一節は、ペストが大流行した頃のサザーク地区への水の供給状況を示している。「サザーク地区はテムズ川の水を主に使用している。セント・メアリー・オーヴァーリースの大きな池に注いだ水が、ガルストン氏が所有しているセント・セイヴィア製粉所の水車を回している。その収入は年に一三〇〇ポンドだった。」

一六世紀後半から一七世紀にかけて、シティ〔・オブ・ロンドン〕の低地の一部にはテムズ川からの水が供給されていた。一方、テムズ川以北のロンドンの大部分は、遠くから運んできた湧き水を噴水や水路によって供給していた。ロンドンの水路について趣のある、しかし詩的な次の説明は興味深いものである。

「それはあたかも人の身体のごとく、あるものは大きく、あるものは小さく、身体全体に張り巡らされた静脈と動脈によって、血液が身体のあらゆる部分に運ばれるように、ロンドンを健全に保つために必要な水が、木製あるいは金属製の水道管を通して、この有名な都市のあらゆる場所に運ばれていた。……それはじつに愛しい流れで、その高貴な都市を活気づけていた。そのうちのどれか一つは、他の部分がじっとしているときでさえ、常に働いていた。思うに、ロンドンのいくつかの水路は、時に襲い来る強大な敵、火災に立ち向かい、それを食い止めるための、どれも小さいが、しかし力強い砦だ。水は塹壕の中で守りについている。水路を形づくる水道管や水を運ぶ施設は、栓をひねり再び放水されるまで、水で満たされている。それはまるで、砦の中にいる多くの兵士がマスケット銃に弾丸を装塡して、これらの持ち場を維持し、守備しているようでもある。難攻不落と見えるこれらの城を、敵〔火〕はどう扱うか、見てみようではないか。敵はそれを突破することに絶望するだろう。石の小城に火をつけるが、焼き落とすことは容易ではない(今日まで、そこに建っていることが証拠だ)。せいぜいのところ、嵐にも負けない守備隊をあたかも飢えさせるかのように、流れ込む水の供給を断ち切り、水が運ばれてきた鉛色の水路〔鉛管〕を溶かして壊すか、もう少しで壊すかというところで終わるだろう。あたかも火が、男女を問わず大きなジョッキを肩に担いだ昔の人が自らに反する要素を広めるために、それを肩にのせて国家や勝利のために運んでいることに対して怒っているかのようだ。彼らの商売さえも破壊し、水によって生きるのが当たり前の彼らを火によって滅ぼすと脅している。」(一六六六年のロンドン大火のときの詩)

ファー博士は、一八四八、四九年のコレラに関する報告書のなかで、ペストについて次のように述べている。「それはナイル川デルタの風土病であり、定期的にカイロやアレクサンドリアの人口を減少させる。……それはナイル川の上流で次第に致死性が低くなり、上エジプトでは下エジプトに比べて、そして高地や砂漠では地中海沿岸の低地に比べて、頻度や破壊性が徐々に低くなる」。カイロについては、次のようにも述べている。「中央を大運河が抜けて走っている。そこには、下水が垂れ流され、死骸や排泄物、泥が混じる。毎年ナイル川が氾濫すると、この運河を満たしている水は都市じゅうに行き渡り、哀れな住民らがそれを飲む。」

ペストは、密集や個人の清潔さの欠如によって広がるという点で、コレラに似ている。イギリス領インドの北西部にあるガルワール（ここ三〇年ほどペストが流行している）の原住民は、ギー〔インドを中心とした南アジアで古くから作られ、食用にされるバター・オイルの一種〕などのような食品を介して伝播するのかもしれないと信じている（『クマオン州に関する公式報告』J・H・バッテン弁護士、C・E・アーグラ、一八五一年）。M・ウィリアム博士らによって伝染病であることが証明された黄熱は、一般に、コレラやペストに似て低い沖積層の土壌で最も流行し、また、個人的な清潔さが欠けている場所で大きく広がる。この病気は、ラプラタ川〔アルゼンチンとウルグアイを隔てる大西洋岸湾入部の川〕を遡上する船中で、船が岸に着く前に一度ならず現れている。この状況を説明する最も可能性の高い仮説は、舷側から汲み上げた川の水に、ラプラタや他の町の黄熱病患者の排泄物が含まれていたというものである。

赤痢とコレラの類似性について

かなり以前から、赤痢が、排泄物の混じった水を飲むことで広がることは観察されていた(『赤痢に関するチェイン博士の報告』ダブリン病院報告、三号)。テムズ川の水を使用していたミルバンク刑務所でこの病気が頻繁に発生していたことは、そのことを裏付ける。ブライソン博士は最近、赤痢と発熱の両方が、揚子江や珠江、その他の中国の河川の水によって引き起こされたと思われる、いくつかの例を報告している(『海軍軍人の健康に関する統計　第二部』一八五三年)。この見解を裏付けるものとして、ほぼすべての患者が大量の腸管寄生虫に悩まされていたという事実がある。というのは、悪い空気や瘴気、あるいは赤痢や発熱を引き起こすとしばしば信じられているさまざまな原因から、腸管寄生虫が発生するとは考えられないからだ。腸管寄生虫の卵が、人口密度の高い中国の河川の水に大量に含まれていたことは間違いない。

腸チフスとコレラの類似性について

持続する発熱を示す病気のうち少なくとも一つ、例えば小腸の潰瘍を引き起こす腸チフスは、コレラと同じように伝染していることを示す多くの事実がある。ジェンナー博士は先日、ニューヨーク州エリー郡のノース・ボストン村で起きた腸チフスが、汚染された井戸水によって多くの家族に広がったという事実を知らせてくれた(『オースティン・フリント医師による持続性発熱に関する臨床報告』バッファロー、一八五二年、三八〇頁、および『メディカル・タイムズ・アンド・ガゼット』一八五三年三月一二日付、二六一頁)。二年前にクロイドン(ロンドン南部の地区)で大流行した伝染病が同じ性質をもっていたことは、サンキー博士、ジェンナー博士、A・P・スチュワート博士らが会員である疫学学会の委員会によって確かめられた。クロイドンのカーペンター氏は最近、この病気が、地方保健局が行った排水作業により起こった土地の攪乱や、多くの汚物溜によって町の井戸が汚染された結果であるとの可能性を示した(『アソシエーション・ジャーナル』一八五四年一〇月六日付)。保健局は、石灰岩層の深い井戸から汲み上げた良質の水を町に供給していたが、住民はそれに対して偏見をもっており、浅いポンプ井戸の水に頼ることに固執した。昨年秋、クロイドンで下痢が流行したが、カーペンター氏は、それが浅い井戸の不純な水が原因であることを発見した。カーペンター氏が注目した三二人の下痢症患者のうち、二五人は常時この浅い井戸の水を、五人は浅い井戸と深い井戸の両方の水を飲んでいた。また、残りの二人も井戸水を飲んでいないと断言できない状況であった。

おこり（マラリア）と水の関係

間欠熱〔平熱と高熱が交互に現れる発熱〕がある特定の場所で定着して起こるようになると、風土病と呼ばれる。しかし時々、通常の地域をはるかに超えて広がり、流行病となる。間欠熱が土地の湿気と関連していることに疑う余地はない。というのも、土地からの排水は、しばしば流行の消滅につながるからである。一方で、数十マイル以内の範囲に湿地や淀んだ水溜まりがないところでも、風土病が見られることがある。一七世紀末にかけて、間欠熱は、ランチシ〔ジョヴァンニ・ランチシ。一六五四―一七二〇。イタリアの医師〕によって初めて、湿地から発生した有害な臭気が原因であるとされた。このような臭気は、のちに沼地瘴気と呼ばれるようになったが、植物や動物の分解物から発生すると考えられた。しかし、腐敗した動植物がないところでも間欠熱は流行することが多いため、この意見はほぼ否定されている。瘴気やある種の悪い空気が間欠熱の原因だと今も広く信じられている。しかしながら、悪い空気あるいは瘴気の存在を、ましてやそれらの本性を直接的に証明するものはない。そのことは、認めなければならない。

土地の排水によるおこり(マラリア)の予防は、空気に影響を与えるのと同じくらい、地域の水に影響を与えたに違いない。さらに、いくつかのケースでは、湿地の水を飲むことによって間欠熱が引き起こされたことを証明する、直接的な証拠がある。ベッドフォードの外科医であるウィリアム・ブロワー氏は、『大英帝国の衛生状態に関する貧困法委員会の一般報告書』(一八四二年、六六頁)のなかで、ベッドフォード近郊のウートン村に長年蔓延していたチフスとおこりは、いくつかの井戸を掘ることによって、かなり減少したと述べている。また、隣のホートン小教区では、おこりを免れた唯一の家庭は井戸水を使っていた一方、他の家庭はすべて側溝の水だけを使っていたと述べている。

ムッシュ・ブーダンは、湿地の水を飲むことによって、間欠的で、また明らかに弛張的な発熱が起ることを、いくつかの顕著な例を引いて報告している(『地理医学試論』五二頁)。それは次のように記されている。「一八三四年七月、八〇〇人の健康な兵士が、同日、アルジェリアのボナ〔現アンナバ〕で三隻の輸送船に乗り込み、マルセイユに到着した。彼らは、一つの違いを除けば、同じ空気の影響を受け、同じ食料を与えられ、同じ訓練を受けていた。そのうちの一隻には一二〇人の兵士が乗船していたが、一三人が熱病で死亡し、さらに九八人が湿地特有の病理学的特徴を示し、マルセイユにある軍病院の伝染病棟に運ばれた。患者たちの顔つきを見ると、マルセイユでは珍しい、メキシコ湾やガンジス川デルタ、セネガルやオランダの湿地帯からの乗組員のようであった。簡潔に言えば、単純な間欠熱の陰に隠れて、悪質な発熱があったということになる。調査の結果、患者が出た船では、兵士のために供給された水が、乗船の際に急いでボナ近くの湿地から取られたものであることが判明した。一方、乗組員の誰一人として発症しなかった船では、安全な水が供給されていた。さらに、発症を免れた九人の兵士は乗組員用の水を購入していて、その結果、湿地の水を飲んでいなかったことも明らかになった。すなわち、きれいな水を供給されていた兵士や水夫の誰一人として、病気を発症した者はいなかったことになる。」

上記の状況をコレラに関する報告書の補遺に書いたグレインジャー氏は、次のように述べている（前掲、九四頁）。「ベッドフォードのエヴァンス博士は、私にも同じように、顕著な例を話してくれた。数年前、彼は夫人と一緒にヴェルサイユに滞在していたが、二人ともおこり（マラリア）に罹った。調査の結果、次のような事実が明らかになった。ヴェルサイユの町には、セーヌ川沿いのマルリ〔マルリ＝ル＝ロア〕で取った水が供給されていた。あるとき、特定の地域に水を供給していた大型タンクが破損したため、町長は医療当局に相談することなく、周辺にあるじめじめした土地からの表層排水を含む水を供給した。住民はこの汚染された水を使わなかったが、ホテルにいたエヴァンス夫妻は、そのことを知らずにこの水を飲んだ。また、騎兵連隊もこの水を使った。その結果、水を飲んだ人たちは断続的な激しい熱に見舞われた。一八四五年九月一日、立派な青年である兵士のうち七、八人が死亡した。慎重な調査の結果、湿地の水を飲んだ部隊の兵士だけが発症したことが明らかになった。他のすべての人は、同じ空気を吸っていたが、町の人と同じく発症することはなかった。」

ここで私が引用したすべての例では、それがどのようなものであろうとも、おこり〔マラリア〕の原因は空気を吸い込んだことではなく、水を飲んだことであった。ケント〔イングランド南東部の州〕での収穫の後に、セント・ジョージ病院で同じ苦情を訴える二人の患者に質問したところ、彼らはしばしば側溝からの水を飲まなければならなかったと言った。間欠熱の後に見られる肝臓と脾臓の病気も、その物質的原因が、肺ではなく消化管から体内に入るという見解を裏付ける。淀んだ水を飲むと脾臓が硬く腫れると言ったのはヒポクラテスだった(『空気・水・場所について』)。おこり〔マラリア〕の未知の原因が、天然痘の膿やサナダムシの卵のように患者の体内で作られるものなのか、外部でできたものなのかを示す十分な証拠は現時点ではない。最初の例では、病気は伝染性のものであったが、二番目の例はそうではなかった。

間欠熱の原因が患者の体内で発達し増殖していることを示しているように思われる状況がある。健康に害を及ぼしそうな地域を訪問してから病気になるまでの間には、多くの場合、休眠期間あるいは潜伏期間が観察される。すでに述べたように、あらゆる毒性物や有害物質は、十分な量が吸収されるとすぐに症状を引き起こす。人から人へのおこり〔マラリア〕の伝播は観察されていない。この病気が伝染性であるなら、それは間接的なものだろう。患者から取り除かれた毒性物は、他人の体内に入る前に体外での発達、あるいは増殖の過程を必要とする。それは、下等動物に寄生し一世代おきに増殖する、ある種の吸虫で見られるようなものである。

流行期にとるべき一二の対策

コレラやコレラと同じように伝播するすべての病気の予防のために必要な措置は、非常に単純なものである。それは、病気が発生した際に実施するものと、時間を要するため事前に実施するものに分類される。

コレラの流行期にとるべき対策は、次のようなものになる。

第一に、患者を最高の清潔状態に保つこと。コレラ患者がいる部屋には、手洗い鉢や水、タオルを置き、看護師や他の付添人はこれを頻繁に使用するようにすること。とくに、食品に触れる前には。

第二に、患者の汚れたシーツや衣類は、排泄物が乾燥して細かい塵となって舞い上がらないように、使い終わったらそれを洗うまですぐに水に浸すこと。洗濯できないシーツや衣類は、華氏二一二度〔摂氏一〇〇度〕以上の温度にしばらく晒すこと。

第三に、飲用や調理に使用する水（井戸からの水であろうと、水道管で運ばれる水であろうと）が、汚物溜や家庭排水、下水の内容物で汚染されないように注意すること。あるいは清潔な水が得られない場合は、よく沸騰させ、可能であれば、濾過したものを使用すること。

ロンドンの大部分にテムズ川の水を供給するための工事が進行中で、ランベス水道会社と同様に、テディントン・ロック北のテムズ川から水を得ることになっている。大都市の水供給源として最適とはいえないが、多くの水道会社の取組みを受けて、水質は大きく改善している。濾過と、とくに大きな貯水池での貯留のおかげで、水は、おそらく非常に健康的なものになるだろう。いずれにしても、ロンドンの浅いポンプ井戸よりも安全であることは間違いない。ロンドンや他の大きな町の通りにある井戸のポンプの取手は固定し、通りの水やりなどの目的にのみ使用することが望ましい。テムズ川を航行する船に適切な水を供給することも必要だ。水は沸騰させると気の抜けた味になるが、冷たくなった後に濾過すると、再び空気が入り、気の抜けた味あるいはぼんやりとした味は完全に除去される。

第四に、コレラが近所で流行しているときは、家に持ち込まれるすべての食料はきれいな水でよく洗い、華氏二一二度〔摂氏一〇〇度〕の温度で消毒すること。少なくとも、こうした過程のいずれかを経るべきであり、水または火によって清潔に保たれるべきである。手洗いに気をつけ、食事に気をつけることで、コレラ患者たちのなかにいても危険にさらされることなく過ごすことができると、私は考えている。

第五に、混み合った部屋に住んでいる人の間でコレラやその他の伝染病が発生した場合、病人の身の回りの世話をする人だけを残して、健康な人は可能なかぎり、別の居住区画に移動させること。

第六に、炭坑をきれいに掃除したり、その中にトイレや手洗い所を設けたり、安全な食事の手段を提供したりすることは不可能だろう。とすれば、作業時間を八時間ではなく四時間にし、坑夫たちが食事のために帰宅できるようにし、坑内で物を食べさせないようにすべきである。

第七に、知られたらパニックが起きるとか、患者が見捨てられるといった考えで、コレラの伝染性を人々に隠すべきではない。

イギリス人は病気でも友人や親戚を見捨てたりはしないが、友人や親戚の世話をすることで危険にさらされることもある。しかし実際には、コレラは、いくつかの簡単な予防策によって回避できる。コレラを「伝染性」の病気として見ることは、コレラの原因が、私たちすべての者がその中に浸っており、呼吸しなければならない空気の神秘的状態によって決まると仮定するよりも、はるかに無難な学説なのである。コレラやコレラと同じ方法で伝播する病気に対して、事前に対策を講じることができるものとしては、

第八に、良好で完璧な排水を実現すること。

第九に、下水や汚物溜、家庭排水の内容物や、川を航行する人々の排泄物による汚染のない十分な〔清潔な〕水を提供すること。

第一〇に、路上生活者に簡易宿泊施設を提供したり、貧しい人々のために十分な居住空間を提供すること。

標準的な簡易宿泊施設の大きな利点は、調理や食事、睡眠のための部屋が分かれており、清潔さと品位を保つ家事室があるということである。このような施設を利用する非常に貧しい人々の死亡率は、最も裕福な階層の人々のそれと同じくらい低いものであった。また公共の洗濯場は、貧しい人々が家族の食器や食品を、病人の汚れた衣類などと別に洗うことを可能にしており、病気の流行をよく防ぐと考えられる。

第一一に、個人的にも家庭的にも清潔に保つ習慣をつけること。

第一二に、患者を健康な人から隔離するためには、感染地から到着した人、とくに船で到着した人に注意を払うこと。コレラの場合、一般的に、監視は長期間である必要はない。

一八五三年秋、アメリカに向かうドイツ人移民の一部は、コレラが流行していたハンブルクやロッテルダムからハル港〔キングストン・アポン・ハル〕まで海を渡り、そこから鉄道でリヴァプールへ行った。そして、彼らはそこでコレラを発症した。なかには亡くなった人もいる。当時、リヴァプールの町はコレラの流行を免れていたが、最もよく統制されていたはずの「移民の家」でコレラが発生した。出港前に、移民の一部を医学的な監視下に置き、リヴァプールで短時間留置していたら、アメリカへの航海中に移民船の一部で発生した大量の死亡事例は防げたに違いない。

病気の予防を目的とした対策は、原因に対する正しい知識に基づいて行われなくてはならない。こうした知識の欠如ゆえに、コレラ対策のために行われてきた努力が逆効果になることは少なくない。一八四九年には、ロンドンの下水道が頻繁に水で洗浄されたが、この措置は二つの方法で病気を増加させた。第一に、毒物が分解されて不活化する前に、コレラ患者の排泄物を川に流してしまったこと。第二に、下水道を洗浄するための水の需要が増加したことにより、水道会社が顧客へ配水する前に貯水池で水を貯留しておく時間が短くなったことである。さらに注意が必要なこととして、洗浄した下水道の内容物を、水位が低いときにテムズ川に流すと、その後四、五時間は上流へと流れつづけることもある。最近の流行で、下水道の洗浄が繰り返し行われたことはないが、いくつかの水道会社では大量の水を頻繁に配水して、貯水槽の水を何時間も排水溝に溢れさせた。それは、下水道の洗浄と同じ影響を与えることになった。加えて、サザーク・アンド・ヴォクソール水道会社の顧客の貯水槽では、水があまり頻繁に攪拌されたため、攪拌されなかった場合には起こる異物の沈澱が妨げられることになった。

しかしながら、上に述べたコレラの原因に関する正しい知識に基づく注意事項に従えば、この病気が文明国から完全に追放されないまでも、きわめて稀な病気になると私は確信している。また、死亡率の減少はコレラだけに留まらないはずだ。チフスとして登録されている死亡者の多くは、上で述べた腸チフスである。犠牲者は主として、家族や他の人とのつながりからは切り離された成人である。一八四七年にイングランドで登録されたチフスによる死亡者数は二万人を超えた。一八四八年には三万人以上にのぼった。一八三一年にチフスが初めてイギリスで流行して以降、チフスによる死亡者数は、コレラによる死亡者数の七倍に達したと推定されている。しかし、病気の伝播様式を正しく知り、適切な予防策を講じることによって、将来的には必ずこのような死亡を防ぐことができるはずである。そう希望を抱くだけの大きな理由がある。

（了）

付録

一八五四年八月五日までの四週間に登録されたコレラによる死亡者数、およびサザーク・アンド・ヴォクソール水道会社、またはランベス水道会社の水道が通っているすべての小地区で、致命的なコレラ発生が起きた家の水供給状況（表7参照）。死亡者名簿は総登録官の週報から写したものである。

（訳者注）この付録は、サザーク・アンド・ヴォクソール水道会社またはランベス水道会社が水を供給していたロンドンの小地区ごとに、「死亡日、死亡者の住所、職業属性および死亡時の年齢「症状の継続時間」、水を供給した水道会社名」という記載形式で、コレラによる死亡者を記録したリストである。

セント・セイヴィア、サザーク　クライストチャーチ

七月二九日、シャーロット・ストリート三四番地、株屋二九歳「アジア的コレラ一八時間」ランベス水道会社

八月一日、グラヴェル・レーン四五番地、農夫の寡婦四八歳「コレラ一二時間」サザーク・アンド・ヴォクソール水道会社

八月一日、アルファ・プレイス一番地、弁護士事務所事務員五七歳「コレラ二四時間」サザーク・

アンド・ヴォクソール水道会社
セント・セイヴィア、サザーク　セント・セイヴィア
七月二五日、パーク・ストリート一番地、労働者の妻三五歳「アジア的コレラ一四時間半」サザーク・アンド・ヴォクソール水道会社
七月二五日、バンクサイド四〇番地、錠前師の息子五歳「コレラ一二時間」サザーク・アンド・ヴォクソール水道会社
七月二六日、バンクサイド四〇番地、錠前師の娘九歳「コレラ一二時間」サザーク・アンド・ヴォクソール水道会社
七月二八日、バンクサイド四〇番地、錠前師の娘一三歳、「コレラ二時間」サザーク・アンド・ヴォクソール水道会社
七月二八日、ブリッジ・ロード九七番地、帽子屋三六歳「アジア的コレラ二四時間」サザーク・アンド・ヴォクソール水道会社
七月二九日、グレートギルフォード・ストリート四九番地、石炭運搬人四四歳「コレラ一二時間」サザーク・アンド・ヴォクソール水道会社
七月三一日、ゾア・ストリート二〇番地、元家政婦七九歳「下痢二日間、コレラ一二時間」サザーク・アンド・ヴォクソール水道会社
八月一日、アメリカ・ストリート二二番地、機関手の妻三八歳「コレラ一二時間」サザーク・アンド・ヴォクソール水道会社
八月一日、プレザント・プレイス五番地、石炭運搬人の娘五歳「アジア的コレラ一三時間」サザーク・アンド・ヴォクソール水道会社
八月一日、カスル・ストリート一〇番地、技術者の息子七歳「コレラ一二時間」サザーク・アンド・ヴォクソール水道会社
八月一日、ニュー・パーク・ストリート三六番地、芸術家の息子二歳「アジア的コレラ一〇時間半」テムズ川の水を製材所の貯水槽に溜めたものから
八月二日、グレートギルフォード・ストリート五四番地半、労働者五一歳「アジア的コレラ四七時間」サザーク・アンド・ヴォクソール水道会社
八月二日、グレートギルフォード・ストリート五四番地半、労働者の妻四八歳「アジア的コレラ一

二時間半」サザーク・アンド・ヴォクソール水道会社
八月三日、エマーソン・プレイス二番地、技術者の妻三〇歳「コレラ二日間」サザーク・アンド・ヴォクソール水道会社
八月二日、ノーフォーク・ストリート二九番地、労働者の息子三歳「アジア的コレラ一二時間半」サザーク・アンド・ヴォクソール水道会社
八月三日、グレートギルフォード・ストリート六八番地、労働者の寡婦四〇歳「コレラ一九時間」サザーク・アンド・ヴォクソール水道会社
八月三日、カスル・ストリート一〇番地、労働者の娘四歳「コレラ一二時間」サザーク・アンド・ヴォクソール水道会社
八月三日、ホワイト・ハート・イン、荷物運搬人の妻四九歳「コレラ一四時間」サザーク・アンド・ヴォクソール水道会社
八月三日、アメリカ・ストリート二二番地、機関手三五歳「コレラ九時間」サザーク・アンド・ヴォクソール水道会社
八月四日、エセックス・ストリート一五番地、梱包業者六五歳「下痢四日間、コレラ一一時間」サザーク・アンド・ヴォクソール水道会社
八月三日、サザーク・スクエア一七番地、技術者の妻三一歳「下痢一日間、コレラ三日間」サザーク・アンド・ヴォクソール水道会社
八月五日、ヨーク・プレイス三一番地、労働者の娘五歳「アジア的コレラ一一時間半」サザーク・アンド・ヴォクソール水道会社
八月四日、グレートギルフォード・ストリート五〇番地、パン屋の女性店員二一歳「アジア的コレラ」サザーク・アンド・ヴォクソール水道会社
八月五日、ラッセル・プレイス一〇番地、蒸気船火夫の寡婦三八歳「下痢四週間、アジア的コレラ二〇時間」サザーク・アンド・ヴォクソール水道会社
七月三一日、ケッペル・ストリート一四番地、桶屋の娘四歳「アジア的コレラ一二時間」サザーク・アンド・ヴォクソール水道会社
八月二日、バンク・エンド三番地、馬車の装飾人の寡婦七三歳「アジア的コレラ一四時間」テムズ川の水をバークレイ家およびパーキンス家の貯水

槽に溜めたものから

セント・オレーヴ、サザーク　セント・オレーヴ

七月二七日、スピタルフィールズのグレイ・イーグル・ストリートのセント・トーマス病院、労働者三二歳「リウマチとコレラ二〇時間」患者の名前はジョン・モール。七月二五日にリウマチで入院。病院の水供給は、サザーク・アンド・ヴォクソール水道会社および敷地内のポンプ井戸から

七月二八日、マーブル小路五番地、籠職人の息子四歳「悪性コレラ一二時間」サザーク・アンド・ヴォクソール水道会社

七月三〇日、マーブル小路五番地、石工の娘二歳「コレラ性下痢二日間」サザーク・アンド・ヴォクソール水道会社

七月三一日、ジンバー家の貸家三号、労働者の娘一三か月「アジア的コレラ七時間」サザーク・アンド・ヴォクソール水道会社

七月三〇日、ガイズ病院〔ロンドン中心部サザーク地区にある病院〕、お針子一九歳「コレラ」ウォルワース・コモンのポート・プレイス二番地からの入院、サザーク・アンド・ヴォクソール水道会社

八月一日、ジンバー家の貸家三号、労働者の娘三歳「アジア的コレラ四八時間」サザーク・アンド・ヴォクソール水道会社

八月二日、コットンズ・ワーフに停泊中のプリンス・コーバーク号、水夫三八歳「アジア的コレラ一四時間」おそらくテムズ川の水が原因

八月一日、マーブル小路五番地、籠職人の娘一歳四か月「コレラおよび脳鬱滞」サザーク・アンド・ヴォクソール水道会社

八月二日、ダーレイ氏の建物六号、労働者の娘二歳「アジア的コレラ一四時間」サザーク・アンド・ヴォクソール水道会社

八月一日、ガイズ病院、水夫一六歳「コレラ」テムズ川に浮かぶ船からコレラで入院、おそらくテムズ川の水が原因

八月二日、ガイズ病院、製本職人三〇歳「コレラ」ポーツマスからの列車内で発症。水供給については不明

八月三日、ガイズ病院、ろくろ師の娘一一歳「コ

レラ」ミント・ストリート七番地から入院。サザーク・アンド・ヴォクソール水道会社
七月三一日、セント・トーマス病院(おそらくサザーク地区レッド・クロス・ストリート在住)、女性清掃作業員五〇歳「コレラ」水供給については不明
八月二日、セント・トーマス病院(ドーヴァー・ロードのコール・ストリート二八番地在住)、辻馬車の御者四〇歳「コレラ」で入院。サザーク・アンド・ヴォクソール水道会社
八月三日、セント・トーマス病院(バーモンジーのスター・コーナーのスター・プレイス一番地在住)、パン屋二七歳「コレラ」で入院。サザーク・アンド・ヴォクソール水道会社
八月四日、タトル小路一〇番地、労働者四六歳「アジア的コレラ一二時間」サザーク・アンド・ヴォクソール水道会社
八月四日、グリーン・バンク一一番地、舗装工の娘三歳「アジア的コレラ一八時間」サザーク・アンド・ヴォクソール水道会社
八月三日、メラー・ストリート二四番地、肉屋七三歳「コレラ一八時間」サザーク・アンド・ヴォクソール水道会社
八月五日、ツーリー・ストリート一九四番地、駅夫の息子一六か月「コレラ」サザーク・アンド・ヴォクソール水道会社

セント・オレーヴ、サザーク　セント・ジョン・ホースリーダウン

七月二〇日、チャールズ・ストリート八番地、荷車引き四二歳「下痢三日間、アジア的コレラ二二時間」サザーク・アンド・ヴォクソール水道会社
七月二六日、バーモンジー・ストリート一九番地、労働者の娘五歳「アジア的コレラ四時間半」サザーク・アンド・ヴォクソール水道会社
七月二九日、アブディ・ストリート四番地、穀物を挽く職人六〇歳「前駆性下痢をともなうアジア的コレラ一八時間」サザーク・アンド・ヴォクソール水道会社
七月二九日、バーモンジー・ストリート一二番地、駅夫三四歳「悪性コレラ一二時間」サザーク・アンド・ヴォクソール水道会社

七月二九日、ギブソン家の貸家五号、駅夫の妻三九歳「悪性コレラ一六時間」サザーク・アンド・ヴォクソール水道会社

七月二九日、パリッシュ・ストリート一八番地、大工一九歳「下痢四日間、コレラ三日間」サザーク・アンド・ヴォクソール水道会社

七月三〇日、連合救貧院〔一八三四年の新救貧法で作られたもので、小さな教区をまとめて連合教区を作り、それぞれに救貧院を置いた〕、労働者四〇歳「アジア的コレラ二四時間」ヴィン・ヤード地区ベテル・プレイス四番地から入院。サザーク・アンド・ヴォクソール水道会社

七月三一日、連合救貧院、海軍見習い一六歳「アジア的コレラ三六時間」乗船していた船から入院。おそらくテムズ川の水が原因

七月三〇日、ベテル・プレイス五番地、穀物を挽く職人の妻三五歳「アジア的コレラ四時間」サザーク・アンド・ヴォクソール水道会社

八月一日、ベテル・プレイス五番地、穀物を挽く職人の娘一歳「アジア的コレラ三日間」サザーク・アンド・ヴォクソール水道会社

八月一日、ギブソン家の貸家八号、大工の妻三二歳「アジア的コレラ一二時間」サザーク・アンド・ヴォクソール水道会社

八月一日、ゴードン・テラス六番地、石炭運搬人の娘二歳七か月「アジア的コレラ四時間」サザーク・アンド・ヴォクソール水道会社

八月一日、連合救貧院、屋根ふき職人五六歳「アジア的コレラ二四時間」ツーリー・ストリートのマグダレン小路四番地からコレラで入院。サザーク・アンド・ヴォクソール水道会社

八月三日、連合救貧院、労働者の妻三〇歳「アジア的コレラ四日間」ヴィン・ヤード地区ベテル・プレイス四番地からコレラで入院。サザーク・アンド・ヴォクソール水道会社

八月一日、マグダレン・ストリート二二番地、独身女性五三歳「コレラ二四時間」サザーク・アンド・ヴォクソール水道会社

八月二日、フリーマン・レーン三番地、労働者二五歳「前駆性下痢二四時間、アジア的コレラ九時間」サザーク・アンド・ヴォクソール水道会社

七月三〇日、チャールズ・ストリート二番地、帽

子屋の寡婦六二歳「コレラ一一時間」サザーク・アンド・ヴォクソール水道会社
八月四日、チャールズ・ストリート四番地、女性四五歳「下痢七日間、英国コレラ〔食中毒あるいは赤痢をコレラと診断したものと思われる〕一二時間」サザーク・アンド・ヴォクソール水道会社

バーモンジー　セント・ジェームズ

七月九日、バーモンジー沖合のウーズ号、海員五〇歳「コレラ一六時間」おそらくテムズ川の水が原因
七月一八日、ギブソン氏の小屋五号、椅子職人の息子五歳「コレラ性下痢二日間、虚脱一日間」サザーク・アンド・ヴォクソール水道会社
七月二三日、バーモンジー・ウォール四番地、本屋の娘四歳「コレラ九時間」バケツで汲んだテムズ川の水が原因
七月二四日、バーモンジー・ウォール四番地、木挽の娘三歳「コレラ二〇時間」バケツで汲んだテムズ川の水が原因
七月二五日、プレザント・ロウ九番地、労働者の妻五五歳「慢性肝障害二年間、コレラ性下痢一六時間」サザーク・アンド・ヴォクソール水道会社
七月二四日、マリン・ストリート一〇番地、海員助手三四歳「コレラ性下痢一六時間半の後、アジア的コレラ一〇一時間」サザーク・アンド・ヴォクソール水道会社
七月二四日、マリン・ストリート一〇番地、海員二七歳「前駆性下痢二時間半の後、アジア的コレラ一三時間」サザーク・アンド・ヴォクソール水道会社
七月二七日、バーモンジー・ウォール四番地、木挽六二歳「コレラ三二時間」バケツで汲んだテムズ川の水が原因
七月二八日、パーサヴィランス小路六番地、行商人の妻三〇歳「コレラ二四時間、前駆症状なし」サザーク・アンド・ヴォクソール水道会社
七月二九日、フォックスロウ・ストリート八番地、労働者の娘一八歳「下痢数日間、コレラ一三時間」サザーク・アンド・ヴォクソール水道会社
八月二日、ゲドリング・テラス一四番地、列車乗務員の娘二歳「悪性コレラ四日間」サザーク・ア

ンド・ヴォクソール水道会社
八月三日、ジョージ・ロウ二二番地、石工三〇歳「悪性コレラ一〇時間」サザーク・アンド・ヴォクソール水道会社
八月三日、バーモンジー・ウォール、酒場主人の妻三四歳「アジア的コレラ一九時間」バケツで汲んだテムズ川の水が原因
八月三日、プレザント・ロウ六番地、製革工の娘五歳「アジア的コレラ七時間」サザーク・アンド・ヴォクソール水道会社
八月三日、パーカーズ・テラス三番地、油用樽職人の息子一歳「下痢一〇日間、コレラ二日間」サザーク・アンド・ヴォクソール水道会社
八月四日、アーネスト・ストリート三六番地、技術者の妻三七歳「前駆性下痢二四時間、コレラ四一時間」サザーク・アンド・ヴォクソール水道会社
八月四日、バーモンジー・ウォール一番地、海員の息子二歳「下痢一〇日間、コレラ二日間」バケツで汲んだテムズ川の水が原因
八月二日、ジョージ・ロウ五番地、はしけ人夫の息子三歳「コレラ性下痢三日間半」サザーク・アンド・ヴォクソール水道会社
七月二九日、ウォーター・レーン、家政婦二三歳「コレラ一〇時間半」サザーク・アンド・ヴォクソール水道会社
七月三〇日、マリン・ストリート一六番地、労働者の娘九歳「コレラ一一時間」サザーク・アンド・ヴォクソール水道会社
七月三〇日、プリンターズ・プレイス八番地、酒場主人の寡婦七〇歳「アジア的コレラ一五時間」サザーク・アンド・ヴォクソール水道会社
八月一日、グリーン・ウォーク四番地、金輪職人の妻四七歳「アジア的コレラ七日間」サザーク・アンド・ヴォクソール水道会社
八月一日、ジョン・プレイス五番地、革被服職人五四歳「アジア的コレラ二二時間」サザーク・アンド・ヴォクソール水道会社
八月二日、マリン・ストリート一六番地、労働者の妻五一歳「コレラ三〇時間」サザーク・アンド・ヴォクソール水道会社
八月一日、メトカーフ小路二番地、労働者の息子

二歳六か月「はしか一四日間、下痢一週間、コレラ二日間」近隣からサザーク・アンド・ヴォクソール水道会社に供給を依頼

八月二日、フレデリック・プレイス三番地、樽職人四〇歳「アジア的コレラ」サザーク・アンド・ヴォクソール水道会社

八月二日、サマセット・プレイス五番地、労働者の娘三歳「下痢一八時間、コレラ一二時間」サザーク・アンド・ヴォクソール水道会社

八月三日、ミル・ストリート、ブリキ職人の妻二七歳「下痢四時間、コレラ一六時間」サザーク・アンド・ヴォクソール水道会社

七月三一日、ゲドリング・テラス一四番地、列車乗務員の息子四歳「悪性コレラ一三時間」サザーク・アンド・ヴォクソール水道会社

バーモンジー　セント・メアリー・マグダレン

七月二五日、アビー・ストリート南一三番地、競走馬の世話人一八歳「コレラ一六時間」サザーク・アンド・ヴォクソール水道会社

七月二六日、ロング・ウォーク二番地、労働者の息子二歳「コレラ性下痢一五時間」サザーク・アンド・ヴォクソール水道会社

七月二八日、プロヴィデンス・プレイス二番地、革被服職人の妻五六歳「下痢四時間、コレラ二〇時間」サザーク・アンド・ヴォクソール水道会社

七月二八日、プロヴィデンス・プレイス三番地、製革工の妻五八歳「下痢三時間、コレラ一八時間」サザーク・アンド・ヴォクソール水道会社

八月二日、ウィロー・ストリート一三番地、倉庫番の娘四歳「コレラ」サザーク・アンド・ヴォクソール水道会社

八月四日、フェンダル・ストリート一四番地、革被服職人の息子五歳「アジア的コレラ一〇時間」サザーク・アンド・ヴォクソール水道会社

八月三日、フィニモアズ小路二番地、労働者七四歳「アジア的コレラ」サザーク・アンド・ヴォクソール水道会社

八月四日、リトルジョージ・ストリート五四番地、労働者の息子二歳「悪性コレラ四〇時間」サザーク・アンド・ヴォクソール水道会社

七月二九日、救貧院、ペン先製造職人の息子九歳

「アジア的コレラ一九時間、ミント・ストリート一二番地から入院後七時間で死亡」サザーク・アンド・ヴォクソール水道会社
七月二八日、モルトビー・ストリート二五番地、弁護士事務所事務員の寡婦六五歳「アジア的コレラ」サザーク・アンド・ヴォクソール水道会社
七月三一日、救貧院、靴職人四六歳「ラッセル・ストリート九九番地から虚脱状態で入院後、アジア的コレラ一一時間」サザーク・アンド・ヴォクソール水道会社
七月三一日、グレンジ・ウォーク一九番地、蹄鉄工二一歳「コレラ一五時間」サザーク・アンド・ヴォクソール水道会社
七月三〇日、アビー・ストリート三六番地、労働者の娘二歳「コレラ三日間、脳鬱滞と痙攣一二時間」サザーク・アンド・ヴォクソール水道会社
七月二九日、アビー・ストリート一三番地、労働者の娘二歳「コレラ五六時間、下痢二日間」サザーク・アンド・ヴォクソール水道会社
八月一日、ラッセル・ストリート五番地、荷物運搬人六四歳「アジア的コレラ」サザーク・アンド・ヴォクソール水道会社
八月二日、救貧院、水夫三二歳「マルヴァーン号から虚脱状態で入院後、アジア的コレラ二一時間」おそらくテムズ川の水が原因
七月三〇日、ロング・ウォーク三番地、大工の息子二歳「コレラ二日間、二次性発熱二日間」サザーク・アンド・ヴォクソール水道会社
八月一日、ペイジズ・ウォーク四九番地、ディールポーター〔ロンドンのドックの専門家グループ〕の妻三一歳「悪性コレラ一〇時間、下痢四時間」サザーク・アンド・ヴォクソール水道会社
八月二日、救貧院、労働者の娘七歳「ロング・レーンのチャペル・プレイス七番地から虚脱状態で入院後、アジア的コレラ三〇時間」サザーク・アンド・ヴォクソール水道会社
八月三日、ブランズウィック小路四一番地、使用人二八歳「コレラ四八時間」サザーク・アンド・ヴォクソール水道会社

バーモンジー　レザー・マーケット

七月一九日、クロスビー・ロウのプリンシズ・プ

レイス四番地、自営の靴職人の娘四歳「英国コレラ一二時間」サザーク・アンド・ヴォクソール水道会社
七月二八日、クロスビー・ロウのキングス・プレイス一七番地、労働者の妻二九歳「アジア的コレラ二四時間」サザーク・アンド・ヴォクソール水道会社
七月三〇日、スミス氏の建物二五号、労働者の娘三歳「コレラ一九時間」サザーク・アンド・ヴォクソール水道会社
七月三一日、ブルック・ストリート一五番地、自営の皮なめし職人の息子二〇か月「コレラ一五時間」サザーク・アンド・ヴォクソール水道会社
七月三一日、ネルソン・ストリート二七番地、労働者の妻三五歳「アジア的コレラ一八時間」サザーク・アンド・ヴォクソール水道会社
七月三〇日、リチャードソン・ストリート五番地、自営の革被服職人の息子一八歳「下痢七日間、アジア的コレラ一五時間」サザーク・アンド・ヴォクソール水道会社
八月二日、ステイプル・ストリート二番地、自営の靴職人の娘六歳「コレラ一一時間」サザーク・アンド・ヴォクソール水道会社
八月三日、ロング・レーン一八五番地、自営の皮なめし職人の妻二六歳「コレラ一二時間」サザーク・アンド・ヴォクソール水道会社
八月二日、バールゼフォン・ストリートのエリザベス・プレイス一番地、自営の靴職人の息子一歳「下痢一日間、アジア的コレラ一日間」サザーク・アンド・ヴォクソール水道会社
八月二日、ネルソン・ストリートのアルフレッド・プレイス三番地、靴職人の娘一七歳「アジア的コレラ一二時間」サザーク・アンド・ヴォクソール水道会社
八月三日、スノウズ・フィールズ一〇一番地、自営の大工六三歳「アジア的コレラ一二時間」サザーク・アンド・ヴォクソール水道会社
八月三日、ステイプル・ストリート二番地、自営の靴職人の息子四歳「前駆性下痢三日間、コレラ四八時間」サザーク・アンド・ヴォクソール水道会社
八月一日、ネルソン・ストリートのリトルシャー

ロット・ロウ七番地、自営の荷車引きの息子一歳半「コレラ一二時間」サザーク・アンド・ヴォクソール水道会社

八月一日、ステイプル・ストリート二番地、自営の荷車引きの息子三歳「コレラ一二時間」サザーク・アンド・ヴォクソール水道会社

八月二日、ミント・ストリート八番地、自営の皮なめし職人の息子三歳「下痢三日間、コレラ二四時間、二次性発熱二日間」サザーク・アンド・ヴォクソール水道会社

八月四日、バールゼフォン・ストリート二三番地、自営の針金職人の息子一歳半「下痢二日間、アジア的コレラ三六時間」サザーク・アンド・ヴォクソール水道会社

八月三日、ロング・レーン五三番地、支索〔船のマストが倒れないように斜め下に固定している索〕職人五二歳「下痢、アジア的コレラ」サザーク・アンド・ヴォクソール水道会社

八月四日、グレンジ・ロード四番地、自営の皮なめし職人の息子四歳「アジア的コレラ一一時間」サザーク・アンド・ヴォクソール水道会社

八月四日、グレンジ・ロードのウッズ・プレイス一番地、労働者二四歳「コレラ一二時間、前駆性下痢三時間」サザーク・アンド・ヴォクソール水道会社

八月三日、ネルソン・ストリートのアルフレッド・プレイス一六番地、自営のレンガ積み職人の娘一歳「歯生あり、下痢、コレラ、痙攣」サザーク・アンド・ヴォクソール水道会社

八月一五日、ワイルズ家の貸家一五号、自営のパン屋の妻二七歳「アジア的コレラ一七時間、虚脱、前駆性下痢八時間」サザーク・アンド・ヴォクソール水道会社

八月五日、アルフレッド・ストリート七番地、自営の皮なめし職人六三歳「コレラ、虚脱六二時間、前駆性下痢一二時間、持続性発熱一二時間」サザーク・アンド・ヴォクソール水道会社

八月三日、ブルック・ストリート七番地、自営の皮なめし職人四〇歳「コレラ、虚脱一二時間、前駆性下痢七時間」サザーク・アンド・ヴォクソール水道会社

セント・ジョージ、サザーク　ケント・ロード

七月二九日、レイトン氏の建物七号、仕立屋二〇歳「コレラ一七時間」サザーク・アンド・ヴォクソール水道会社

七月三〇日、ドブズ・クロス二番地、小売店主の息子一〇歳「アジア的コレラ二四時間」サザーク・アンド・ヴォクソール水道会社

七月二九日、アン・ストリート八一番地、労働者の息子一二歳「コレラ八時間」サザーク・アンド・ヴォクソール水道会社

八月二日、ウィッカム・プレイス二八番地、ブラシ職人の息子二歳半「コレラ性下痢二四時間」サザーク・アンド・ヴォクソール水道会社

八月二日、ラッセル・プレイス二番地、労働者の寡婦五五歳「アジア的コレラ二一時間」サザーク・アンド・ヴォクソール水道会社

八月三日、テニス・プレイス九番地、木挽の寡婦六七歳「下痢三六時間、コレラ一四時間」サザーク・アンド・ヴォクソール水道会社

八月二日、ジョージ・ストリート一三番地、靴職人の妻三五歳「下痢、コレラ、痙攣」サザーク・アンド・ヴォクソール水道会社

八月四日、ノエル・ストリート七番地、荷物運搬人の寡婦六五歳「アジア的コレラ三六時間」ランベス水道会社

ジョージ・ストリート、サザーク　ボロウ・ロード

七月二九日、ミント・ストリートのサベッジ宿泊施設から救貧院に入院、家政婦二八歳「コレラ」サザーク・アンド・ヴォクソール水道会社

七月二七日、パール・ロウのエブデン小路六番地、肉屋の娘三歳「アジア的コレラ一〇時間」サザーク・アンド・ヴォクソール水道会社

七月二三日、ガン・ストリート二四番地、製本職人の妻三六歳「アジア的コレラ二四時間」サザーク・アンド・ヴォクソール水道会社

七月二八日、ネルソン・プレイス五番地、肉屋の息子五週「コレラ性下痢三日間」サザーク・アンド・ヴォクソール水道会社

七月二九日、救貧院、露天商四四歳「コレラ（重症）」入所者、サザーク・アンド・ヴォクソール

水道会社
七月二七日、ユニオン・ストリート二番地、靴屋主人の寡婦七三歳「下痢七日間、アジア的コレラ八時間」ランベス水道会社
七月二九日、ロンバード・ストリート一〇番地、労働者の娘二歳「下痢四時間、悪性コレラ二四時間」サザーク・アンド・ヴォクソール水道会社
八月一日、ロンバード・ストリート一〇番地、労働者の娘四歳（上記娘の姉）「悪性コレラ一二時間」サザーク・アンド・ヴォクソール水道会社
八月二日、バートン氏の建物一号、銅職人の娘九歳「コレラ三日間、発熱二日間」サザーク・アンド・ヴォクソール水道会社
七月三〇日、エンジェル・プレイス九番地、フーパー宿泊施設から救貧院に入院、労働者三六歳「アジア的コレラ」サザーク・アンド・ヴォクソール水道会社
八月一日、ウィルモット氏の建物二九号から救貧院に入院、労働者二九歳「アジア的コレラ約一二時間」サザーク・アンド・ヴォクソール水道会社
七月三一日、グリーン・ストリート三五番地、馬の解体処理人の妻六四歳「肝炎一四日間、胆石、アジア的コレラ二四時間」サザーク・アンド・ヴォクソール水道会社
八月三日、救貧院、寡婦七〇歳「アジア的コレラ約一二時間」入所者、サザーク・アンド・ヴォクソール水道会社
八月三日、ミント・ストリートのキングス宿泊施設から救貧院へ入院、露天商四五歳「アジア的コレラ」サザーク・アンド・ヴォクソール水道会社
八月三日、サフォーク・ストリートのジョン・ストリート一五番地から救貧院へ入院、銅職人五二歳「アジア的コレラ二日間」サザーク・アンド・ヴォクソール水道会社
八月一日、ヒル・ストリート三〇番地、技術者の娘二歳「コレラ一二時間」サザーク・アンド・ヴォクソール水道会社
八月一日、サザーク・ブリッジ・ロード八三番地、弁護士事務所事務員二一歳「コレラ一九時間」サザーク・アンド・ヴォクソール水道会社
八月三日、ジョージ・ストリート二三番地、労働者の妻一九歳「悪性コレラ一五時間」サザーク・

ク・アンド・ヴォクソール水道会社
八月四日、ストーンズ・エンドの警察署から警察官によって入院させられた、使用人五〇歳「アジア的コレラ」水供給元不明
八月四日、リトルサフォーク・ストリート一番地、鍛冶屋の娘三歳「間欠性熱七日間、コレラ二〇時間」サザーク・アンド・ヴォクソール水道会社
八月五日、ビーン・ストリート五番地、家政婦二八歳「下痢二四時間、コレラ三〇時間」サザーク・アンド・ヴォクソール水道会社

セント・ジョージ、サザーク　ロンドン・ロード
七月一六日、タワー・ストリート六〇番地、肉屋の妻二六歳「アジア的コレラ一三時間」サザーク・アンド・ヴォクソール水道会社
七月二九日、ウエスト・スクエアのイースト・プレイス一二五番地、馬丁四二歳「下痢六日間、悪性コレラ一四時間」ランベス水道会社
八月一日、デューク・ストリート三二番地、鍛冶屋の息子五歳「アジア的コレラ三六時間」ランベス水道会社
七月三一日、ロンドン・ロード一一番地、使用人一七歳「アジア的コレラ二四時間」サザーク・アンド・ヴォクソール水道会社
八月一日、ウェバー・ロウのスピラーズ小路、家政婦の娘一八か月「慢性下痢二か月、コレラ二四時間」サザーク・アンド・ヴォクソール水道会社
八月二日、タワー・ストリートのショート・ストリート二番地、石炭運搬人三二歳「コレラ三日間」ランベス水道会社
八月三日、プリンス・ストリートのプリンシズ小路八番地、肉屋の息子五歳半「コレラ八時間」サザーク・アンド・ヴォクソール水道会社
八月一日、ブラックフライアーズ・ロード一〇五番地、植字工三二歳「下痢、コレラ一四時間」サザーク・アンド・ヴォクソール水道会社
八月四日、タワー・ストリートのデューク・ストリート三番地、(死亡した)技術者の息子「結核九か月、コレラ八時間」ランベス水道会社

ニューイントン　トリニティ
七月二六日、ブランドン・ストリート五八番地、

ペンキ屋二四歳「アジア的コレラ四〇時間」サザーク・アンド・ヴォクソール水道会社
七月三一日、ウィンター・テラス三番地、技術者の妻二七歳「コレラ二六時間」サザーク・アンド・ヴォクソール水道会社
八月一日、スワン・ストリート一六番地、大工の息子八歳「悪性コレラ一四時間」サザーク・アンド・ヴォクソール水道会社
八月一日、セント・アンドリュー・ロード六番地、給仕三五歳「下痢三日間、悪性コレラ一二時間」サザーク・アンド・ヴォクソール水道会社
八月二日、ケント・ストリート一七五番地、衣服商の息子七歳「悪性コレラ二三時間」サザーク・アンド・ヴォクソール水道会社
八月三日、ブランズウィック・ストリート六六番地、技術者の妻三五歳「コレラ一週間、消耗」サザーク・アンド・ヴォクソール水道会社
八月二日、トリニティ・スクエア六四番地、婦人用の帽子屋三二歳「悪性コレラ三〇時間」サザーク・アンド・ヴォクソール水道会社
八月三日、エザム・プレイス三番地、表具屋四二歳「アジア的コレラ六時間半」サザーク・アンド・ヴォクソール水道会社
八月三日、グレートドーヴァー・ロード五四番地、ワイン商人の寡婦六四歳「英国コレラ二三時間、虚脱一二時間」サザーク・アンド・ヴォクソール水道会社
八月四日、ケント・ストリート一八二番地、労働者二三歳「下痢一七時間、アジア的コレラ八時間、虚脱」サザーク・アンド・ヴォクソール水道会社
八月四日、アクスブリッジ・ストリート九九番地、宝石商の息子三歳「下痢二七時間、アジア的コレラ二四時間、虚脱」サザーク・アンド・ヴォクソール水道会社
八月四日、アクスブリッジ・ストリート九九番地、宝石商の娘一歳「アジア的コレラ二八時間、虚脱」サザーク・アンド・ヴォクソール水道会社
八月五日、スワン・ストリート一一番地、集金人の妻四二歳「慢性気管支炎五年間、英国コレラ三日間、虚脱一八時間」サザーク・アンド・ヴォクソール水道会社
八月四日、ブランドン・ストリート五八番地、ペ

ンキ屋の寡婦二六歳「アジア的コレラ四日間」サザーク・アンド・ヴォクソール水道会社

ニューイントン　セント・ピーター・ウォルワース

七月二五日、バークリー・テラス七番地、商店店員の妻三五歳「アジア的コレラ一四時間」サザーク・アンド・ヴォクソール水道会社

七月二九日、タウンリー・プレイス八番地、自営の靴職人の息子六歳半「コレラ一九時間」サザーク・アンド・ヴォクソール水道会社

七月二八日、リッチモンド・ストリート八番地、労働者の娘五歳「コレラ性下痢三日間、脳液滲出二日間」サザーク・アンド・ヴォクソール水道会社

七月二九日、イースト・ストリートのジョン・ストリート六番地、荷車引きの寡婦八三歳「英国コレラ二七時間、高齢」サザーク・アンド・ヴォクソール水道会社

八月一日、ピルグリム・ストリート二九番地、馬丁の娘一八歳「アジア的コレラ八時間」サザーク・アンド・ヴォクソール水道会社

八月一日、タウンリー・プレイス八番地、自営の靴職人の娘八歳「アジア的コレラ一六時間」サザーク・アンド・ヴォクソール水道会社

八月一日、ベックフォード・ロウ二九番地、八百屋の妻四六歳「アジア的コレラ一六時間、虚脱一一時間」サザーク・アンド・ヴォクソール水道会社

八月三日、スミス・ストリート一五番地、パン屋の妻二〇歳「アジア的コレラ八時間」サザーク・アンド・ヴォクソール水道会社

八月二日、ウォルワース・コモンのジョン・ストリート一番地、にかわ職人の妻五四歳「下痢二日間、コレラ二二時間」サザーク・アンド・ヴォクソール水道会社

八月二日、ミルク・ストリート二番地、自営の靴職人の娘六歳「アジア的コレラ三〇時間」サザーク・アンド・ヴォクソール水道会社

八月二日、ブルーカー・ストリート七番地、紳士三六歳「アジア的コレラ二〇時間」サザーク・アンド・ヴォクソール水道会社

八月二日、ブロンティ・プレイス二八番地、手紙配達人の妻四六歳「アジア的コレラ二八時間、虚脱二四時間」サザーク・アンド・ヴォクソール水道会社

八月二日、バウンダリー・レーンのトータム・プレイス二番地、自営のレンガ積み職人の寡婦六三歳「アジア的コレラ一八時間」サザーク・アンド・ヴォクソール水道会社

八月二日、ヒル・ストリートのサラ・テラス二番地、郵便局事務員の息子五歳半「流行性コレラ七時間」サザーク・アンド・ヴォクソール水道会社

八月三日、ヒル・ストリート九九番地、旅行者の娘一歳一〇か月「悪性コレラ九時間」サザーク・アンド・ヴォクソール水道会社

八月四日、ウエスト・ストリート一八番地、お針子二二歳「悪性コレラ一二時間」サザーク・アンド・ヴォクソール水道会社

八月一日、ペントン・ロウ二六番地、競売人三九歳「下痢五二時間、コレラ九時間」サザーク・アンド・ヴォクソール水道会社

八月五日、パーク・ロード二一番地、旋盤工四三歳「コレラ四日間」サザーク・アンド・ヴォクソール水道会社

八月五日、ヒル・ストリートのジェームズ・プレイス一九番地、紳士八九歳「コレラ性下痢六日間」サザーク・アンド・ヴォクソール水道会社

八月五日、ヒル・ストリートのジェームズ・プレイス一九番地、紳士の妻五〇歳「アジア的コレラ一二時間」サザーク・アンド・ヴォクソール水道会社

ニューイントン　セント・メリー

七月三〇日、パーソナージ・ロウ四番地、淑女四〇歳「アジア的コレラ一六時間」サザーク・アンド・ヴォクソール水道会社

七月二八日、ウェイマス・ストリート三一番地、椅子職人の妻三四歳「アジア的コレラ一二時間」サザーク・アンド・ヴォクソール水道会社

七月三〇日、チャーチ・ストリート八番地、椅子職人の娘一七か月「コレラ一〇時間」サザーク・アンド・ヴォクソール水道会社

七月三一日、ピーコック・スクエア八番地、海員

の寡婦五九歳「コレラ一二時間、チフス四日間」サザーク・アンド・ヴォクソール水道会社
八月二日、ウォータールー・プレイス一九番地、靴職人の息子八歳「コレラ一二時間」サザーク・アンド・ヴォクソール水道会社

ランベス　ウォータールー(一区)

七月二九日、カーティス・ハッチ、牧師(バプティスト)五二歳「下痢三日間、アジア的コレラおよび虚脱一八時間」情報提供者によると、牧師(情報提供者もよく知っている)は、亡くなった日の朝の七時に家を訪ねてきた。そのとき、牧師は非常に弱っていたという。牧師は、ウォータールー・ロードのローワー・アン・ストリート七番地で配給を受け、暮らしていた。サザーク・アンド・ヴォクソール水道会社
七月三〇日、ハモンズ・プレイス四番地、労働者の妻七二歳「下痢二四時間、悪性コレラ一二時間」サザーク・アンド・ヴォクソール水道会社
七月三一日、クイーン・ストリート四番地、亡くなった醸造家の使用人七六歳「コレラ一日間」サザーク・アンド・ヴォクソール水道会社
八月一日、ブラッド・ストリート四一番地、印刷工の妻五一歳「コレラ二六時間」サザーク・アンド・ヴォクソール水道会社
八月五日、ハモンズ・プレイス三番地、鍛冶屋の娘六歳「下痢および悪性コレラ一二時間」サザーク・アンド・ヴォクソール水道会社

ランベス　ウォータールー(二区)

七月二九日、ハウリー・プレイス二三番地、荷車引きの妻五八歳「コレラ約一一時間」サザーク・アンド・ヴォクソール水道会社
七月三一日、ヴィン・テラス一八番地、肉屋一九歳「アジア的コレラ一八時間」サザーク・アンド・ヴォクソール水道会社
七月三〇日、イザベラ・ストリート三六番地、工場の鍛冶工三九歳「アジア的コレラ六八時間」サザーク・アンド・ヴォクソール水道会社
八月二日、ハリエット・ストリート一二番地、製粉屋一七歳「アジア的コレラ一七時間」サザーク・アンド・ヴォクソール水道会社

八月四日、グリフィン・ストリート九番地、レンガ積み職人の妻七五歳「アジア的コレラ四八時間」サザーク・アンド・ヴォクソール水道会社

ランベス　ランベス・チャーチ(一区)

七月二〇日、アッパー・フォア・ストリート五二番地、レンガ積み職人の妻二三歳「コレラ一二時間」バケツで汲んだテムズ川の水が原因

七月三〇日、ニューポート・ストリート六番地、荷物運搬人の妻三七歳「コレラ八時間」ランベス水道会社

七月三一日、サウス・ストリート三三番地、材木商人の寡婦六七歳「アジア的コレラ一五時間」サザーク・アンド・ヴォクソール水道会社

七月三一日、ケニントン・ロードのマウント・プレイス三番地、ワイン商人三五歳「アジア的コレラ一六時間」住所不明、水供給元不明

八月二日、ヴォクソール・ロウ七番地、レンガ積み職人の息子四歳「コレラ一六時間」サザーク・アンド・ヴォクソール水道会社

ランベス　ランベス・チャーチ(二区)

七月二八日、ニュー・ストリート二六番地、労働者の妻二九歳「下痢三日間、コレラ一二時間」サザーク・アンド・ヴォクソール水道会社

七月二九日、パーク・ストリート二九番地、食堂店主三九歳「コレラ九時間半」サザーク・アンド・ヴォクソール水道会社

八月一日、ウィッカム・ストリート七九番地、技術者の娘一歳「コレラ性下痢、消耗」ランベス水道会社

七月三一日、カロライン・ストリート二四番地、労働者の息子一四歳「コレラ一一時間」ランベス水道会社

八月二日、救貧院、洗濯婦二三歳「アジア的コレラ一六時間」瀕死の状態で入院。住所不明、水供給元不明

八月二日、パーク・ストリート六〇番地、木材塗装工の妻三一歳「コレラ二日間、連続した発熱五日間」サザーク・アンド・ヴォクソール水道会社

八月三日、ヴォクソールのハイ・ストリート四番地、音楽家三五歳「二日間の下痢後、悪性コレラ、

脳鬱血をともなう連続した発熱六日間」サザーク・アンド・ヴォクソール水道会社
八月二日、ヴォクソール・ガーデン、寡婦五六歳「コレラ一六時間」サザーク・アンド・ヴォクソール水道会社
八月三日、イースト・ストリート三三番地、大工四〇歳「下痢七日間、コレラ三日間」サザーク・アンド・ヴォクソール水道会社
八月四日、ベネット氏の建物一九号、大工の娘二歳「アジア的コレラ一二時間」サザーク・アンド・ヴォクソール水道会社

ランベス　ケニントン(一区)

七月二六日、クラッパム・ロードのウィリアム・ストリート六番地、大工の息子二歳「アジア的コレラ一二時間」ランベス水道会社
七月二四日、クラッパム・ロードのダドリー・プレイス三番地、本屋の妻四二歳「痙攣性コレラ一五時間」サザーク・アンド・ヴォクソール水道会社
七月二八日、クラッパム・ロードのドーセット・ストリート、ヘンリー・ストリート七番地、肉屋の娘四歳「痙攣性コレラ一五時間」ポンプ井戸
七月三〇日、クラッパム・ロードのケンブリッジ・テラス二三番地、旅商人の娘二〇歳「コレラ性下痢二四時間」サザーク・アンド・ヴォクソール水道会社
七月二九日、ワンズワース・ロードのベルモント・プレイス三番地、鉄道保安員の娘八歳「コレラ一〇時間半」サザーク・アンド・ヴォクソール水道会社
七月三一日、ホワイトハート・ストリート、リージェンシー・プレイス九番地、真鍮職人の寡婦四四歳「コレラ三〇時間」サザーク・アンド・ヴォクソール水道会社
七月二八日、ブロウイング・グリーン・ミューズ一番地、椅子職人の娘八歳「コレラ一三時間」サザーク・アンド・ヴォクソール水道会社
七月三一日、プリンシズ・スクエア六一番地、リネン職人の寡婦四二歳「アジア的コレラ一五時間」サザーク・アンド・ヴォクソール水道会社
八月二日、ワンズワース・ロードのサウスヴィル

四番地、表具屋二六歳「アジア的コレラおよび前駆性下痢二四時間、虚脱二四時間」サザーク・アンド・ヴォクソール水道会社
八月四日、サウス・ランベス五番地、騎手の妻三九歳「アジア的コレラ三六時間」サザーク・アンド・ヴォクソール水道会社
八月三日、ケニントンのマンションハウス・ストリート一九番地、元お針子三六歳「アジア的コレラ六時間、前駆性下痢二日間」サザーク・アンド・ヴォクソール水道会社

ランベス　ケニントン(二区)

八月三日、ストックウェルのロバートソン・プレイス一四番地、大工の妻三五歳「アジア的コレラ五時間」サザーク・アンド・ヴォクソール水道会社
八月五日、ジェームズ・ストリート二番地、レンガ積み職人の息子七歳「コレラ七時間、前駆性下痢二日間」サザーク・アンド・ヴォクソール水道会社
八月三日、サマセット・プレイス一番地、紳士五六歳「痙攣性コレラ一二時間」サザーク・アンド・ヴォクソール水道会社

ランベス　ブリクストン

七月一四日、サセックス・ロード二番地、御者の寡婦五三歳「下痢六日間、英国コレラ三日間」ランベス水道会社

ランベス　ノーウッド——コレラによる死亡なし

ワンズワース　クラッパム

七月二九日、パーク・ロードのクック氏の建物五号、木挽の娘三歳「コレラ一二時間、下痢三日間」サザーク・アンド・ヴォクソール水道会社
七月三〇日、ワンズワース・ロードのハワード・ストリート四番地、労働者七四歳「コレラ五二時間、下痢三日間」サザーク・アンド・ヴォクソール水道会社
七月二九日、ブロメルズ・ロードのウォータール一保養所一番地、庭師四六歳「コレラ一二時間」ポンプ井戸

七月三一日、ハイ・ストリート、家政婦二八歳「コレラ五二時間」サザーク・アンド・ヴォクソール水道会社

八月二日、ワンズワース・ロードのプロスペクト・プレイス一三番地、政府役人五〇歳「悪性コレラ四日間、下痢四八時間、虚脱」サザーク・アンド・ヴォクソール水道会社

ワンズワース　バタシー

七月一九日、チャーチ・ロード六番地、不動産管理人の妻四八歳「アジア的コレラ四八時間」サザーク・アンド・ヴォクソール水道会社

七月二六日、ナイン・エルムズ、桶屋の寡婦七九歳「コレラ一八時間」サザーク・アンド・ヴォクソール水道会社

七月二七日、アルバート・ヴィラ、税関職員の息子二歳「前駆性下痢一か月、アジア的コレラ一六時間、持続性発熱三〇時間、痙攣二時間」サザーク・アンド・ヴォクソール水道会社

七月二五日、ラヴェンダー・ヒル、紳士の妻四六歳「前駆性下痢二〇時間、コレラ一六時間」ポンプ井戸

七月三〇日、リトルヨーロッパ・プレイス二五番地、庭師の妻五〇歳「アジア的コレラ三三時間」サザーク・アンド・ヴォクソール水道会社

七月三一日、ヨーク・ロード、庭師の娘一二歳「注意を払われなかった前駆性下痢八時間、アジア的コレラ一一時間」サザーク・アンド・ヴォクソール水道会社

七月二九日、バタシー・フィールズのヨーク・ストリート一八番地、ボイラー職人の息子一歳七か月「コレラ一〇時間」荷車によって供給されたテムズ川の水

八月二日、ヨーク・ロードのカンタベリー・プレイス、レンガ積み職人の妻三五歳「看病されない下痢二日間、アジア的コレラ一二時間」サザーク・アンド・ヴォクソール水道会社

七月三〇日、リトルヨーロッパ・プレイス三三番地、労働者四八歳「前駆性下痢四時間、コレラ一六時間」サザーク・アンド・ヴォクソール水道会社

八月三日、ファルコン・レーン、亡くなった薬屋

の娘一四歳「前駆性下痢四時間、コレラ二四時間」汚物溜が流れ込んだ排水溝の水

八月三日、ラヴェンダー・ロード、時計職人四七歳「アジア的コレラ一六時間」サザーク・アンド・ヴォクソール水道会社

八月四日、ヨーク・ロード、庭師の娘二一歳「悪性コレラ一一時間」サザーク・アンド・ヴォクソール水道会社

八月二日、バタシー・フィールズのアイギス・テラス三〇番地、馬匹商人の息子一二歳「コレラ一五時間」サザーク・アンド・ヴォクソール水道会社

ワンズワース　ワンズワース

八月三日、アーモリー・ヤード、労働者の娘四歳「はしか六日間、コレラ六時間」バケツで汲んだテムズ川の水

八月五日、アポサケリーズ・ロウ、木挽の息子一〇歳「コレラ一二時間」テムズ川の水およびポンプ井戸

ワンズワース　パトニー

八月五日、クーパーズ・アーム・レーン、レンガ積み職人三八歳「前駆性下痢九時間、コレラ一五時間」ポンプ井戸

ワンズワース　ストリーサム——コレラによる死亡なし

カンバーウェル　ダリジ——コレラによる死亡なし

カンバーウェル　カンバーウェル

七月二三日、ウォータールー・ストリートのローズ・コテッジ一番地、弁護士事務所事務員の娘八歳「アジア的コレラ一五時間」サザーク・アンド・ヴォクソール水道会社

七月二三日、ウォータールー・ストリートのローズ・コテッジ一番地、弁護士事務所事務員の娘一〇歳(上記娘の妹)「アジア的コレラ九時間」サザーク・アンド・ヴォクソール水道会社

七月二二日、ハリス・ストリートのガーデン・コ

テッジ、荷車引き四九歳「コレラ一六時間」サザーク・アンド・ヴォクソール水道会社
七月二六日、ジェームズ・ストリート一七番地、独身女性の娘一四日「コレラ性下痢による消耗一五時間」(検死)サザーク・アンド・ヴォクソール水道会社
八月二日、ジョージ・ストリートのアン・プレイス、御者の娘四歳「コレラ八時間」サザーク・アンド・ヴォクソール水道会社
八月三日、マーサ・ストリート九番地、魚の行商人六二歳「コレラ二四時間」サザーク・アンド・ヴォクソール水道会社
八月四日、コーク・ストリート八番地、労働者の妻三三歳「コレラ三二時間」サザーク・アンド・ヴォクソール水道会社
七月二九日、救貧院、看護婦六〇歳「コレラ二四時間」ペッカムのマーティンズ・ロード五番地から入院。サザーク・アンド・ヴォクソール水道会社
八月五日、ジェームズ・ストリート五七番地、給仕の妻三三歳「コレラ一七時間」サザーク・アンド・ヴォクソール水道会社
八月一日、カンバーウェル・ハウス、男性六九歳「躁病三か月による消耗、コレラ二四時間」サザーク・アンド・ヴォクソール水道会社
八月一日、カンバーウェル・ハウス、海員五三歳「全身麻痺一一か月、コレラ一七時間」サザーク・アンド・ヴォクソール水道会社
七月三〇日、ウォータールー・ストリート一三番地、労働者の息子四歳「コレラ七時間」サザーク・アンド・ヴォクソール水道会社
七月三一日、ウィンダム・ロードのカロライン・プレイス三番地、醸造家使用人の娘一歳「コレラ九時間」サザーク・アンド・ヴォクソール水道会社
七月二八日、カンバーウェル・ハウス(精神科病院)、男性三二歳「痙攣七年間、コレラ八時間」サザーク・アンド・ヴォクソール水道会社
七月二八日、カンバーウェル・ハウス(精神科病院)、労働者四三歳「全身麻痺二年間、コレラ一八時間」サザーク・アンド・ヴォクソール水道会社

七月二九日、カンバーウェル・ハウス、使用人四七歳「コレラ二六時間」サザーク・アンド・ヴォクソール水道会社
七月三〇日、クラレンドン・ストリート三〇番地、食料品店主五六歳「アジア的コレラ九時間」サザーク・アンド・ヴォクソール水道会社
八月二日、サウス・ストリートのアブサラム・プレイス一番地、女児二一か月「下痢四八時間、コレラ二一時間」サザーク・アンド・ヴォクソール水道会社
八月一日、コーク・ストリート一七番地、ペンキ屋の息子一歳「下痢二日間、コレラ一日間」サザーク・アンド・ヴォクソール水道会社

カンバーウェル　ペッカム

七月二七日、マーティンズ・ロード五番地、労働者の妻四〇歳「悪性コレラ一六時間」サザーク・アンド・ヴォクソール水道会社
七月二九日、マーティンズ・ロード五番地、労働者の娘二歳「コレラ二八時間」サザーク・アンド・ヴォクソール水道会社
七月二七日、ライ・レーン三三番地、使用人二三歳「コレラ五時間半」サザーク・アンド・ヴォクソール水道会社
八月四日、ナンヘッドのナン・グリーン二番地、焼物師の下働きの娘四歳「コレラ四八時間」サザーク・アンド・ヴォクソール水道会社

カンバーウェル　セント・ジョージ

七月二八日、ウインドミル・レーンのビンフィールド・ハウス、労働者の息子四歳「コレラ一六時間」サザーク・アンド・ヴォクソール水道会社
七月三一日、コバーグ・ロードのウォータール一・プレイス二番地、女児三か月「コレラ二〇時間」ランベス水道会社
七月二九日、オールド・ケント・ロードのオークリー・テラス一番地、石油商の妻三〇歳「アジア的コレラ」サザーク・アンド・ヴォクソール水道会社
八月一日、オールド・ケント・ロードのオークリー・テラス一番地、石油商の息子八週「悪性コレラ三日間」サザーク・アンド・ヴォクソール水道

会社

八月三日、ウィンダム・ロードのブラウンズ・テラス六番地、労働者の息子三か月「小児コレラ六日間」サザーク・アンド・ヴォクソール水道会社

八月四日、ウィンダム・ロードのトーマス・ストリート二七番地、労働者の寡婦六八歳「下痢六日間、コレラ四日間」サザーク・アンド・ヴォクソール水道会社

八月五日、サザンプトン・ストリートのローズマリー・テラス七番地、労働者の息子七歳「アジア的コレラ一五日間」サザーク・アンド・ヴォクソール水道会社

八月三日、ウインドミル・レーンのチャタム・プレイス五番地、配管工六〇歳「下痢二日間、コレラ二日間」サザーク・アンド・ヴォクソール水道会社

八月四日、オールド・ケント・ロード、グロスター・プレイス七番地、荷車引き一九歳「アジア的コレラ一五時間」ランベス水道会社

ロザーハイズ　ロザーハイズ

七月八日、ユニオン・ロードのアルバート・プレイス二七番地、コーヒー小売商の妻三二歳「コレラ三〇時間」サザーク・アンド・ヴォクソール水道会社

七月二二日、スプレッド・イーグル小路七番地、労働者の妻二五歳「コレラ一二時間」サザーク・アンド・ヴォクソール水道会社

七月二四日、スプレッド・イーグル小路一九番地、労働者の娘一歳九か月「コレラ二〇時間」サザーク・アンド・ヴォクソール水道会社

七月二五日、ジョンズ・プレイス四番地、蹄鉄工四一歳「コレラ一〇時間」テムズ川トンネル会社の蒸気機関によって、テムズ川のトンネルの下から汲み上げた水

七月二七日、ジョンズ・プレイス一番地、ビスケット焼き職人の妻二六歳「コレラ二六時間」テムズ川トンネル会社の蒸気機関によって、テムズ川のトンネルの下から汲み上げた水

七月二五日、ジョンズ・プレイス五番地、パン屋の息子四歳「コレラ二四時間」テムズ川トンネル会社の蒸気機関によって、テムズ川のトンネルの

下から汲み上げた水

七月二八日、アダム・ストリート八九番地、蹄鉄工の寡婦三六歳「下痢二四時間、コレラ一六時間」サザーク・アンド・ヴォクソール水道会社

七月二九日、キング・ストリート五番地、労働者の妻四〇歳「コレラ二日間半」サザーク・アンド・ヴォクソール水道会社

七月二九日、シャーロット・ロウのシャーロット・プレイス、はしけ船職人の息子三歳「コレラ三日間」潮で満ちた溝〔の水〕

七月二九日、スレイターズ・アレイ五番地、労働者三三歳「コレラ三日間半」ジョンズ・プレイスから汲んだテムズ川トンネルの水

八月二日、アッパー・クイーン・ストリート一八番地、労働者の娘七歳「コレラ二日間、チフス七日間」サザーク・アンド・ヴォクソール水道会社

八月一日、テトフォード・プレイス一番地、労働者の息子七歳「コレラ七時間」サザーク・アンド・ヴォクソール水道会社

八月二日、サリー運河造船所の船に乗船中、海員六五歳「アジア的コレラ一八時間」おそらくテムズ川の水

八月二日、テムズ川のサンダーランドに停泊中の帆船ボーカス号、船長の妻三八歳「コレラ一三時間半」おそらくテムズ川の水

八月一日、スプレッド・イーグル小路二〇番地、労働者二八歳「コレラ一六時間」サザーク・アンド・ヴォクソール水道会社

八月一日、ミッドウェイ・プレイス七番地、使用人の娘三歳「はしか一四日間、アジア的コレラ一八時間」サザーク・アンド・ヴォクソール水道会社

八月一日、セント・ヘレナ・プレイス一二番地、大工の妻三一歳「心疾患五年間、アジア的コレラ二四時間」サザーク・アンド・ヴォクソール水道会社

八月一日、スタンリー・テラス一八番地、商店事務員の息子二歳「前駆性下痢三時間、アジア的コレラ五時間」サザーク・アンド・ヴォクソール水道会社

八月一日、スワン・レーン近くのヨーク・ストリート、大工の息子三歳「コレラ一二時間」サザー

ク・アンド・ヴォクソール水道会社

八月三日、スワン・レーン近くのヨーク・ストリート、大工三八歳「コレラ八時間」サザーク・アンド・ヴォクソール水道会社

八月四日、ノーフォーク・プレイス八番地、労働者の息子五歳「コレラ八時間」サザーク・アンド・ヴォクソール水道会社

八月三日、シャーロット・ロウ一六番地、船頭の妻五七歳「コレラ二〇時間」潮で満ちた溝〔の水〕

八月三日、プラウ・ブリッジ三番地、倉庫番の娘一二歳「アジア的コレラ一二時間」サリー運河

八月四日、クラレンス・ストリート五三番地、労働者の妻四八歳「コレラ一四時間」サザーク・アンド・ヴォクソール水道会社

八月五日、スワン・レーン近くのヨーク・ストリート、大工の息子一歳「コレラ三日間」サザーク・アンド・ヴォクソール水道会社

八月五日、ネプチューン・ストリートのニュー・ストリート九番地、刷毛職人の妻五七歳「コレラ三日間」サザーク・アンド・ヴォクソール水道会社

ルイシャム　シドナム——コレラによる死亡なし

了

訳者解説

本書は、イギリスの医師ジョン・スノウ(一八一三—一八五八)による*On the Mode of Communication of Cholera* の全訳である。書誌についてまず述べておく。本書の第一版は一八四九年に出版された。今回ここに翻訳したのは、それから約五年後、一八五五年に出された第二版である。自費出版された第一版はわずか三〇頁ほどの小冊子だったが、本訳書を手に取られておわかりのように、第二版は大幅に加筆増補されている。現代の感染症疫学および公衆衛生学の古典的著作として名高いのは、この第二版である。なお、原書タイトルにある the Mode of Communication という語は「感染様式」と現代的に訳させていただいた。ただし、原語の語感に沿って本文中では「伝播様式」と訳している。ひと言おことわりしておく。

著者のスノウは、一八一三年、イングランド北部のヨークのあまり豊かでない家庭に生まれ、市内でも最も貧しい地域で育った。しかし、勉学に秀でたスノウは、わずか一四歳で医師見習いとなり、医学の道を歩み始める。そして、ニューカスル・アポン・タインで外科と薬学を学んでいた一八三二年、コレラの流行に初めて遭遇する。このときの体験が、のちに本書の執筆へとつながった。

現代ではもっぱら「疫学の父」として知られるスノウだが、生前の彼はむしろ、麻酔医としてよく知られる存在だった。一八四四年にロンドン大学で医学博士号を取得、一八五〇年には王立の内科医協会の会員になっている。エーテルやクロロフォルムを外科や産科で使用するための基礎的な研究を行い、ガス麻酔の手法を考案したスノウは、ヴィクトリア女王の無痛分娩による出産にも立ち会った。

本来は麻酔医であるスノウが、コレラ流行の調査研究を行ったのはなぜか。スノウの最初の研究は、遺体保存のためのヒ素に関する毒物学の研究だった。その研究を通してスノウは、当時アメリカで使われ始めた麻酔に関心をもつようになる。そしておそらく、麻酔という「毒」を扱うことで、コレラという「毒」にも目が向いたのだろう。しかし何より、さまざまな現象の奥深くにひそむ謎の解明を追求してやまない、科学者の眼をもっていたことが、スノウをコレラの感染様式の解明に惹きつけたのではないかと訳者には思われる。スノウの観察眼の鋭さ、科学的推論の明晰さは、本書の記述の端々によく表れている。

コレラとは、コレラ菌によって汚染された水、あるいは食物を口から摂取することで感染・発症する感染症である。口から体内に入ったコレラ菌のうち、胃酸による分解をのがれ腸に達した菌は、増殖するなかでコレラ毒素を産生する。その毒素が腸管の細胞内に侵入し病気を引き起こす。感染から発症までの潜伏期間は一〜三日、症状としては下痢、嘔吐が典型で、とくに下痢は「米のとぎ汁様」と喩えられる白色・灰白色の水様便が特徴である。重症の場合は一日に数十リットルもの下痢をともない、重度の脱水と電解質の喪失によって死に至る。現代であれば、脱水を補うための補液や輸液を行って治療するが、スノウの時代にはまだ有効な治療法はなかった。

そのコレラの世界史への登場はといえば、一九世紀におけるヨーロッパ列強の帝国主義政策と歩みをともにする。とくにインドを支配下に置いたイギリスは、それまでガンジス川デルタの風土病であったコレラを世界中に解き放った。コレラ(*Cholera*)の記録は古代ギリシアにさかのぼるが、病名が示すように、胆汁に関わる病と考えられていた。その「コレラ」と症状が類似する上、より重篤な症例が見られることから、インド由来のコレラは「アジア的コレラ」と呼ばれた。

コレラの最初の世界的流行が始まったのは一八一七年、アジア全域からアフリカに達し、一八二三年まで続いた。一旦収まった流行は一八二六年に再び息を吹き返し、このときの流行により、コレラはヨーロッパへの足場を確保する。ロシア、ドイツほか、ヨーロッパで猛威を奮ったコレラがついにイギリスに上陸したのは一八三一年、翌三二年までに死亡者はじつに五万人を数えた。

当時、見習い医師としてノーサンバーランドの炭鉱に派遣されたスノウは、コレラに罹患した坑夫たちの診療にあたった。そのときの患者発生のあり方から流行の伝播に関心をもち、沼や腐敗物から発生する瘴気《しょうき》(悪い空気)によってコレラが流行するという、当時主流だった学説(ミアズマ説)に疑問を抱く。そして、コレラなど流行性の病気は、ある種の毒素が体内で増殖することによって引き起こされるという、現在で言うところの病原体説を信じるようになった。

その後一六年間、姿を消していたコレラは、一八四八年に再びロンドンを襲った。当時、医学博士となっていたスノウは、この流行について詳細な調査研究を行うことを思い立つ。そして、自らの観察を通じて、コレラ患者は汚染された水や食物を介して感染していること、発症までには潜伏期間があること、腸管で起こる消化器症であること、必ずしも直接接触をしなくても何らかの毒のようなモノ、、を介して病気が伝播していることなどを確信する。その上で、コレラ患者の吐瀉物や糞便の中に含まれる毒のようなモノが、人々の飲み水に混入すれば、大きな流行を引き起こし、被害を出すだろうと推測した。

スノウは、この調査結果を自身の見解とあわせて『コレラの感染様式について』（第一版、一八四九年）という小冊子で公表した。しかし、ロンドンの医学界からは一顧だにされなかったばかりか、医学雑誌の書評では、スノウの見解の正しさを証明する証拠は何一つ示されていないと酷評されてしまう。現代の目から見れば荒唐無稽な学説として退けられるミアズマ説だが、スノウの生きた時代は近代細菌学が揺籃期を迎える前であり、ロンドンの医学界でミアズマ説はいまだ有力な学説だった。そうした批判をスノウは忘れていなかったのだろう、五年後に出版した第二版のまえがきで、「コレラの原因を究明しようとしてきた私のこれまでの努力に与えられたのと同様に、私の現在の研究も医学専門家から親切なる配慮を受けるだろうと確信している」と述べて、英国紳士らしい婉曲な言い回しで対抗心を示している。

驚くことに、本書でのスノウの記述には独善的なところがまったくない。スノウは本書のなかで、コレラは水を介して感染するわけではない、同じ水を飲んでも感染しない人もいるという、自らの説に対する反対意見を注目に値するものだと述べ、その上で「私たちがいまだ知らない、いくつかの条件がコレラの伝播には必要だということを示しているに違いない」とも述べている。こうしたスノウの姿勢は、科学哲学者カール・ポパーが科学という営みの基本条件とみなした、科学と非科学とを分ける基準である反証可能性を受け容れるものであり、自説に反対する意見をも取り込んだ、より包括的な理解への道をひらくものであった。現在では、コレラ菌の存在はコレラ発症の必要条件だが、十分条件でないことも明らかになっている。コレラ菌に対する防御機構には個人差がある。また、過去の感染歴や身体内に常在する他の細菌叢が、コレラの発症やその後の経過に影響を与える。スノウの科学的推論は、まさに的を射たものだった。

一方で、本書のなかには現在の目で見ると間違った記述もある。たとえば、以下のような記述だ。「おこり(マラリア)の原因は空気を吸い込んだことではなく、水を飲んだことであった」。マラリアの原因は原虫で、ハマダラカによって媒介される。その事実は、一八九八年、当時イギリス領植民地であったインドの医務官ロナルド・ロスによって発見された。ロスはこの業績で一九〇二年にノーベル生理学・医学賞を受賞する。スノウの水系感染へのこだわりが生んだ思い違いだった。

もう一つ、本書の表には、感染者の割合などを示す数字にいくつか誤りがあった。もちろん、それがスノウの考察と結論に影響を与えるものではない。訳者自身、校正の際に、電卓を片手に数字をチェックしてみて初めて気がついた。計算機のない時代、こうした計算をスノウはすべて筆算で行ったはずである。幼い頃に数学が得意だったというスノウだが、かなり骨の折れる仕事だったに違いない。

スノウの仕事が正当に評価されるまでには、パスツールやコッホの登場を待たねばならなかった。一八六一年、ルイ・パスツール(一八二二—一八九五)は『自然発生説の検討』を著し、生物の自然発生説を否定した。ロベルト・コッホ(一八四三—一九一〇)は、一八八三年にインドでコレラ菌の分離培養に成功した。彼ら二人の発見と研究によって、スノウが未知の毒素と考えたものは「病原体」という微生物(細菌)から生み出されるものであり、その病原体は人から人へ感染することが明確に示された。

ただし、一方でそれは、スノウに対する間違った評価、すなわち、コレラ菌に関するコッホの研究に比べれば、スノウの医学への貢献など取るに足らないものである、といった誤解にもつながった。しかし、スノウが彼の研究を通して成し遂げようとしたこと、あるいは示そうとしていたことは、病というものの総合的な理解であり、病気の原因物質を探ることだけが医学ではない、ということだったのではないかと訳者には思われる。

スノウの行った研究は、今日で言う疫学調査・公衆衛生対策の先駆けであった。一九世紀前半のロンドンは、産業革命期をへて人口が急激に増加し、環境劣化が止まらなかった。一部の家庭には水洗式トイレも導入されていたが、本書にも記述があるように、一般的には排水処理が杜撰で、あふれた汚水は排水溝を通ってテムズ川に流れ込んだ(スノウが亡くなった一八五八年には有名な「大悪臭(Great Stink)」が発生する)。水道会社はそうして汚染されたテムズ川から取水し、各家庭に水を供給していた。その水と、折しも続々と被害の出ていたコレラ禍との関係を疑い、ひとり調査に乗り出し、対策を提言したのがスノウであった。医学の研究は、実験室や研究室だけで行われるものではない。その点で、スノウが近代医学の発展に果たした役割は、コッホのそれと異なるだけで、決して劣るものではない。

最後に個人的な経験について記しておきたい。二〇一〇年一月、カリブ海の島国ハイチでマグニチュード七の地震が起こった。震災とともにコレラが大流行したとき、訳者は現地へ赴き、広場に急造したテントで一〇〇人を超すコレラ患者を診察し、治療にあたった。この流行では、八〇万人以上の感染者と九〇〇〇人以上の死亡者が出た。流行は驚くべき速さで広がっていった。震災の発生以降、衛生状態の悪化が流行の拡大に拍車をかけた。このときの現場で、スノウの活動を思い出したことを覚えている。いまこうしてスノウの著作を翻訳できたことに、なにか不思議な縁を感じる。

最後に謝辞を述べたい。まずは研究室のメンバーに。日々の議論を通じてさまざまな刺激を与えてくれることに感謝しています。次いで研究室秘書の前田香代さん。日々変わる予定や締切りに追われる原稿の管理は、彼女なくしてはできなかったに違いない。この場を借りて謝意を表したい。岩波書店の永沼浩一氏には一九世紀のロンドンの地名、人名や地図の校正をはじめとしてお世話になった。多くの時間を要したと思います。ありがとうございました。

そして、いまも健在な両親、妻の敬子、この頃は議論をしても言い負かされることの多くなった息子の大地へ。

（やまもとたろう　長崎大学熱帯医学研究所教授）

タ　行

ナ　行

ハ　行

マ　行

ラ　行

索　引

数字は本訳書の頁を表す．網羅的な索引とはせず，
訳者が必要と考える項目のみを掲げた．

ア　行

カ　行

サ　行

コレラの感染様式《かんせんようしき》について　ジョン・スノウ著

2022年3月15日　第1刷発行

訳　者　山本太郎《やまもとたろう》

発行者　坂本政謙

発行所　株式会社 岩波書店
〒101-8002 東京都千代田区一ツ橋 2-5-5
案内 03-5210-4000　営業部 03-5210-4111
文庫編集部 03-5210-4051
https://www.iwanami.co.jp/

印刷・三秀舎　カバー・精興社　製本・牧製本

ISBN 978-4-00-339501-1　Printed in Japan

読書子に寄す

——岩波文庫発刊に際して——

岩波茂雄

真理は万人によって求められることを自ら欲し、芸術は万人によって愛されることを自ら望む。かつては民を愚昧ならしめるために学芸が最も狭き堂宇に閉鎖されたことがあった。今や知識と美とを特権階級の独占より奪い返すことはつねに進取的なる民衆の切実なる要求である。岩波文庫はこの要求に応じそれに励まされて生まれた。それは生命ある不朽の書を少数者の書斎と研究室とより解放して街頭にくまなく立たしめ民衆に伍せしめるであろう。近時大量生産予約出版の流行を見る。その広告宣伝の狂態はしばらくおくも、後代にのこすと誇称する全集がその編集に万全の用意をなしたるか。千古の典籍の翻訳企図に敬虔の態度を欠かざりしか。さらに分売を許さず読者を繫縛して数十冊を強うるがごとき、はたしてその揚言する学芸解放のゆえんなりや。吾人は天下の名士の声に和してこれを推挙するに躊躇するものである。このときにあたって、岩波書店は自己の責務のいよいよ重大なるを思い、従来の方針の徹底を期するため、すでに十数年以前より志して来た計画を慎重審議この際断然実行することにした。吾人は範をかのレクラム文庫にとり、古今東西にわたって文芸・哲学・社会科学・自然科学等種類のいかんを問わず、いやしくも万人の必読すべき真に古典的価値ある書をきわめて簡易なる形式において逐次刊行し、あらゆる人間に須要なる生活向上の資料、生活批判の原理を提供せんと欲する。この文庫は予約出版の方法を排したるがゆえに、読者は自己の欲する時に自己の欲する書物を各個に自由に選択することができる。携帯に便にして価格の低きを最主とするがゆえに、外観を顧みざるも内容に至っては厳選最も力を尽くし、従来の岩波出版物の特色をますます発揮せしめようとする。この計画たるや世間の一時の投機的なるものと異なり、永遠の事業として吾人は微力を傾倒し、あらゆる犠牲を忍んで今後永久に継続発展せしめ、もって文庫の使命を遺憾なく果たさしめることを期する。芸術を愛し知識を求むる士の自ら進んでこの挙に参加し、希望と忠言とを寄せられることは吾人の熱望するところである。その性質上経済的には最も困難多きこの事業にあえて当たらんとする吾人の志を諒として、その達成のため世の読書子とのうるわしき共同を期待する。

昭和二年七月

《法律・政治》〔白〕

- 人権宣言集　高木八尺・末延三次・宮沢俊義 編
- 新版 世界憲法集 第二版　高橋和之 編
- 君主論　マキアヴェッリ　河島英昭 訳
- フィレンツェ史 全二冊　マキァヴェッリ　齊藤寛海 訳
- リヴァイアサン 全四冊　ホッブズ　水田洋 訳
- 法の精神 全三冊　モンテスキュー　野田良之・稲本洋之助・上原行雄・田中治男・三辺博之・横田地弘 訳
- ローマ人盛衰原因論　モンテスキュー　田中治男・栗田伸子 訳
- 第三身分とは何か　シィエス　稲本洋之助・伊藤洋一・川出良枝・松本英実 訳
- 教育に関する考察　ロック　服部知文 訳
- 完訳 統治二論　ジョン・ロック　加藤節 訳
- 寛容についての手紙　ジョン・ロック　加藤節・李静和 訳
- キリスト教の合理性　ジョン・ロック　加藤節 訳
- ルソー 社会契約論　桑原武夫・前川貞次郎 訳
- アメリカのデモクラシー 全四冊　トクヴィル　松本礼二 訳
- 犯罪と刑罰　ベッカリーア　風早八十二・五十嵐二葉 訳
- リンカーン演説集　高木八尺・斎藤光 訳
- 権利のための闘争　イェーリング　村上淳一 訳
- 近代人の自由と古代人の自由・征服の精神と簒奪 他一篇　コンスタン　堤林剣・堤林恵 訳
- 民主主義の本質と価値 他一篇　ハンス・ケルゼン　長尾龍一・植田俊太郎 訳
- 外交談判法　カリエール　坂野正高 訳
- 危機の二十年 —理想と現実　E・H・カー　原彬久 訳
- アメリカの黒人演説集 —キング・マルコムX・モリスン他　荒このみ 編訳
- モーゲンソー 国際政治 —権力と平和 全三冊　原彬久 監訳
- 現代議会主義の精神史的状況 他一篇　カール・シュミット　樋口陽一 訳
- 第二次世界大戦外交史 全二冊　芦田均
- 憲法講話　美濃部達吉
- 日本国憲法　長谷部恭男 解説
- 民主体制の崩壊 —危機・崩壊・再均衡　ファン・リンス　横田正顕 訳

《経済・社会》〔白〕

- 政治算術　ペティ　大内兵衛・松川七郎 訳
- チュルゴオ 富に関する省察　永田清 訳
- 国富論 全四冊　アダム・スミス　水田洋 監訳　杉山忠平 訳
- 道徳感情論 全二冊　アダム・スミス　水田洋 訳
- 法学講義　アダム・スミス　水田洋 訳
- コモン・センス 他三篇　トーマス・ペイン　小松春雄 訳
- 経済学における諸定義　マルサス　玉野井芳郎 訳
- オウエン自叙伝　ロバアト・オウエン　五島茂 訳
- 経済学および課税の原理 全二冊　リカードウ　羽鳥卓也・吉澤芳樹 訳
- 戦争論 全三冊　クラウゼヴィッツ　篠田英雄 訳
- 自由論　J・S・ミル　塩尻公明・木村健康 訳
- 女性の解放　J・S・ミル　大内兵衛・大内節子 訳
- ミル自伝　朱牟田夏雄 訳
- 大学教育について　J・S・ミル　竹内一誠 訳
- ユダヤ人問題によせて ヘーゲル法哲学批判序説　マルクス　城塚登 訳
- 経済学・哲学草稿　マルクス　城塚登・田中吉六 訳
- 新編輯版 ドイツ・イデオロギー　マルクス・エンゲルス　廣松渉 編訳　小林昌人 補訳
- マルクス・エンゲルス 共産党宣言　大内兵衛・向坂逸郎 訳
- 賃労働と資本　マルクス　長谷部文雄 訳
- 賃銀・価格および利潤　マルクス　長谷部文雄 訳
- マルクス 経済学批判　武田隆夫・遠藤湘吉・大内力・加藤俊彦 訳

- マルクス 資本論 全九冊 エンゲルス編 向坂逸郎訳
- 文学と革命 全二冊 トロツキイ 桑野隆訳
- ロシア革命史 全五冊 トロツキー 藤井一行訳
- 空想より科学へ ―社会主義の発展 エンゲルス 大内兵衛訳
- イギリスにおける労働者階級の状態 ―一九世紀のロンドンとマンチェスター 全二冊 エンゲルス 一條和生・杉山忠平訳
- 帝国主義論 全二冊 ホブスン 矢内原忠雄訳
- 帝国主義 レーニン 宇高基輔訳
- 国家と革命 レーニン 宇高基輔訳
- 金融資本論 全二冊 ヒルファディング 岡崎次郎訳
- ローザ・ルクセンブルク 獄中からの手紙 秋元寿恵夫訳
- 雇用、利子および貨幣の一般理論 全二冊 ケインズ 間宮陽介訳
- シュムペーター 経済発展の理論 全二冊 塩野谷祐一・中山伊知郎・東畑精一訳
- シュムペーター 経済学史 ―学説ならびに方法の諸段階 中山伊知郎・東畑精一訳
- 租税国家の危機 シュムペーター 木村元一・小谷義次訳
- 恐慌論 宇野弘蔵
- 経済原論 宇野弘蔵
- ユートピアだより ウィリアム・モリス 川端康雄訳

- 民衆の芸術 ウィリアム・モリス 中橋一夫訳
- 社会科学と社会政策にかかわる認識の「客観性」 マックス・ヴェーバー 富永祐治・立野保男訳 折原浩補訳
- プロテスタンティズムの倫理と資本主義の精神 マックス・ヴェーバー 大塚久雄訳
- 職業としての学問 マックス・ヴェーバー 尾高邦雄訳
- 社会学の根本概念 マックス・ヴェーバー 清水幾太郎訳
- 職業としての政治 マックス・ヴェーバー 脇圭平訳
- 古代ユダヤ教 全三冊 マックス・ヴェーバー 内田芳明訳
- 宗教と資本主義の興隆 歴史的研究 全二冊 トーニー 出口勇蔵・越智武臣訳
- 世論 全二冊 リップマン 掛川トミ子訳
- 王権 A・M・ホカート 橋本和也訳
- 鯰絵 ―民俗的想像力の世界 C・アウエハント 小松和彦・中沢新一・飯島吉晴・古家信平訳
- 贈与論 他二篇 マルセル・モース 森山工訳
- 国民論 他二篇 マルセル・モース 森山工編訳
- ヨーロッパの昔話 その形と本質 マックス・リュティ 小澤俊夫訳
- 独裁と民主政治の社会的起源 ―近代世界形成過程における領主と農民 全二冊 バリントン・ムーア 宮崎隆次・森山茂徳・高橋直樹訳
- 大衆の反逆 オルテガ・イ・ガセット 佐々木孝訳

《自然科学》〔青〕

- 科学と仮説 ポアンカレ 河野伊三郎訳
- エネルギー オストヴァルト 山県春次訳
- 光学 ニュートン 島尾永康訳
- 大陸と海洋の起源 ―大陸移動説 全二冊 ヴェーゲナー 都城秋穂・紫藤文子訳
- ロウソクの科学 ファラデー 竹内敬人訳
- 種の起原 全二冊 ダーウィン 八杉龍一訳
- 完訳ファーブル昆虫記 全十冊 山田吉彦・林達夫訳
- 確率の哲学的試論 ラプラス 内井惣七訳
- 史的に見たる科学的宇宙観の変遷 アーレニウス 寺田寅彦訳
- 科学談義 T・H・ハックスリ 小泉丹訳
- アインシュタイン 相対性理論 内山龍雄訳・解説
- 相対論の意味 アインシュタイン 矢野健太郎訳
- 自然美と其驚異 ジョン・ラバック 板倉勝忠訳
- ダーウィニズム論集 八杉龍一編訳
- 近世数学史談 高木貞治
- ハッブル 銀河の世界 戎崎俊一訳

岩波文庫の最新刊

バーリン著／川出良枝編
マキアヴェッリの独創性 他三篇

バーリンは、相容れない諸価値の併存を受け入れるべきという多元主義を擁護した。その思想史的起源をマキアヴェッリ、ヴィーコ、モンテスキューに求めた作品群。
〔青六八四-三〕 定価九九〇円

川合康三編訳
曹操・曹丕・曹植詩文選

『三国演義』で知られる魏の「三曹」は、揃ってすぐれた文人でもあった。真情あふれ出る詩文は、甲冑の内に秘められた魂を伝える。諸葛亮「出師の表」も収録。
〔赤四六-一〕 定価一五八四円

田中裕編
北條民雄集

隔離された療養所で差別・偏見に抗しつつ、絶望の底から復活する生命への切望を表現した北條民雄。夭折した天才の文業を精選する。
〔緑二二七-一〕 定価九三五円

正岡子規著
病牀六尺

『墨汁一滴』に続いて、新聞『日本』に連載(明治三五年五月五日―九月一七日)し、病臥生活にありながら死の二日前まで綴った日記的随筆。(解説＝復本一郎)
〔緑一三-一〕 定価六六〇円

……今月の重版再開……

アンジェイェフスキ作／川上洸訳
灰とダイヤモンド(上)

〔赤七七八-一〕 定価八五八円

アンジェイェフスキ作／川上洸訳
灰とダイヤモンド(下)

〔赤七七八-二〕 定価九二四円

定価は消費税 10% 込です 2022. 2

岩波文庫の最新刊

ジョン・スノウ著／山本太郎訳
コレラの感染様式について

現代の感染症疫学の原点に位置する古典。一九世紀半ば、英国の医師ジョン・スノウがロンドンで起こったコレラ禍の原因を解明する。
〔青九五〇－一〕　定価八五八円

森鷗外作
ウィタ・セクスアリス

六歳からの「性欲的生活」を淡々としたユーモアをもって語る。当時の浅草や吉原、また男子寮等の様子も興味深い。没後百年を機に改版、注・解題を新たに付す。
〔緑五－三〕　定価五二八円

……今月の重版再開……

ザミャーチン作／川端香男里訳
わ れ ら
定価一〇六七円
〔赤六四五－一〕

高杉一郎著
極光のかげに
―シベリア俘虜記―
定価一〇六七円
〔青一八三－一〕

定価は消費税 10% 込です　　2022. 3